DE

L'ÉPILEPSIE

FONCTIONNELLE, PRIMITIVE ET HÉRÉDITAIRE

Particulièrement de Cause et d'Origine Alcoolique

DE

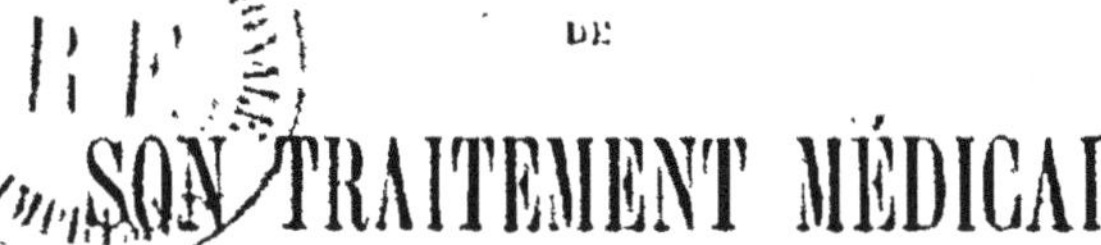

SON TRAITEMENT MÉDICAL

PAR LE

BROMURE DE STRONTIUM

Et un Régime Adjuvant approprié

PAR

Le Dr Émile TOURAILLE
DE LA FACULTÉ DE PARIS

PARIS
A. MALOINE, ÉDITEUR
23-25, RUE DE L'ÉCOLE-DE-MÉDECINE, 23-25

1900

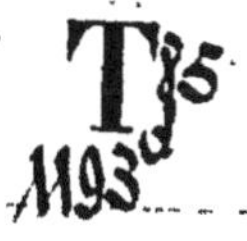

DE

L'ÉPILEPSIE

FONCTIONNELLE, PRIMITIVE ET HÉRÉDITAIRE

Particulièrement de Cause et d'Origine Alcoolique

DE

SON TRAITEMENT MÉDICAL

PAR LE

BROMURE DE STRONTIUM

Et [illegible]gime Adjuvant approprié

PAR

Le Dr Émile TOURAILLE
DE LA FACULTÉ DE PARIS

PARIS
A. MALOINE, ÉDITEUR
23-25, RUE DE L'ÉCOLE-DE-MÉDECINE, 23-25

1900

A LA MÉMOIRE VÉNÉRÉE DE MON PÈRE,

A MON EXCELLENTE MÈRE,
TÉMOIGNAGE DE RECONNAISSANCE ET D'AMOUR FILIAL.

A MON FRÈRE ET A MA SOEUR.

A TOUS MES PARENTS ET AMIS.

A MONSIEUR LE DOCTEUR LABORDE,

MEMBRE DE L'ACADÉMIE DE MÉDECINE,
DIRECTEUR DES TRAVAUX PHYSIOLOGIQUES A LA FACULTÉ
DE MÉDECINE DE PARIS ET DU LABORATOIRE D'ANTHROPOLOGIE (HAUTES ÉTUDES),
PROFESSEUR A L'ÉCOLE D'ANTHROPOLOGIE.

A MES MAITRES DE LILLE ET DE PARIS.

A MON PRÉSIDENT DE THÈSE,

MONSIEUR LE PROFESSEUR RAYMOND,

PROFESSEUR DE CLINIQUE DES MALADIES NERVEUSES,
MÉDECIN DE LA SALPÊTRIÈRE,
MEMBRE DE L'ACADÉMIE DE MÉDECINE.

INTRODUCTION

Il y a longtemps déjà que retentissaient à l'Académie de Médecine, ces paroles éloquentes de M. Jules Bergeron :

« Tout, tout crie autour de nous que l'alcoolisme nous gagne et va nous déborder ; la natalité qui diminue, la faiblesse congénitale qui devient plus fréquente chaque jour, le rachitisme qui encombre nos hôpitaux d'enfants ; le nombre croissant des cas d'épilepsie congénitale ou acquise, d'idiotie et de tant d'états névropathiques divers, tristes résultats de fécondations opérées dans l'ivresse, la phtisie pulmonaire multipliant ses ravages, tandis que l'aliénation mentale paye à l'alcoolisme un tribut chaque année plus élevé. »

De toutes les provinces de France, il en est une, la Normandie, qui, sans le vouloir sans doute, a le triste honneur de tenir le premier rang pour la consommation des alcools et des boissons fermentées. Aussi paie-t-elle de plus en plus et chaque jour un large tribut à ce mal terrible et envahissant, mal social qui s'attaque aux sources vives de la population.

Il nous a semblé que nous ne pouvions choisir pour notre Thèse inaugurale, un sujet touchant de plus près l'avenir des populations au milieu desquelles nous sommes appelés à exercer notre profession médicale.

Frappés surtout de la fréquence de l'épilepsie, nous nous sommes efforcés de rechercher les liens qui pourraient exister entre l'alcoolisme et cette affection et quelle pouvait être la solution du problème thérapeuthique.

Cet ouvrage sera divisé en six chapitres :

I. Les épilepsies et les épileptiques. Distinction nosographique et symptomatologie.
II. Les épilepsies toxiques.
III. Epilepsie héréditaire procédant de l'alcoolisme par prédisposition nerveuse.
IV. Traitement et prophylaxie.
V. Observations.
VI. Conclusions.

Mais avant d'aborder notre sujet, nous ne pouvons résister au désir de témoigner publiquement à notre mère bien aimée l'expression de notre profonde reconnaissance et de notre plus sincère affection. Puisse ce modeste travail, être pour elle un léger dédommagement de tous les sacrifices qu'elle s'est imposés pour nous.

M. le Docteur Laborde nous a inspiré le sujet de ce travail et il a bien voulu nous donner le libre usage de ses documents. Nous ne saurions trop lui en manifester notre vive gratitude et nous le lui dédions en témoignage de reconnaissance.

Nous sommes heureux aussi de remercier nos maitres de la Faculté libre de Lille, près desquels nous avons passé les premières années de notre vie d'étude. Ce sont eux qui nous ont fait franchir les difficultés du début des sciences médicales et nous ont préparé à recevoir les savantes leçons de nos maitres de Paris.

Nous prions Monsieur le Professeur Raymond qui nous a fait le grand honneur d'accepter la présidence de notre thèse, de bien vouloir agréer l'expression de notre respectueuse reconnaissance.

CHAPITRE I.

Les épilepsies et les épileptiques

Distinction nosographique et symptomatologie.

L'épilepsie est une affection qui a donné lieu à une multitude d'hypothèses : les auteurs les plus anciens, effrayés de la rapidité avec laquelle éclataient tous ses symptômes lui assignèrent une origine purement divine et Hippocrate lui-même, sans croire complètement à une intervention surnaturelle, ne lui reconnait qu'un petit nombre de causes matérielles. Aussi longtemps redoutée qu'incomprise, l'épilepsie fut rangée, jusqu'à la fin du siècle dernier parmi les grandes névroses « sine materià ».

Ce n'est guère qu'avec les travaux de Bœrhaave et de Tissot que l'on pénètre davantage dans sa nature intime ; puis sont venus les remarquables travaux de Moreau de Tours, de Maissonneuve, Calmeil, Delasiauve, Herpin,

Trousseau, Brown-Séquard, et plus récemment de Magnan, Bournéville, Ch. Féré, etc., qui ont systématisé et vulgarisé les notions étiologiques déjà acquises et ont permis à Aug. Voisin (1) de définir l'épilepsie : « une maladie chronique, apyrétique, caractérisée par des attaques convulsives, des vertiges, des absences qui frappent l'individu d'une façon irrégulière, au milieu de la santé, souvent, en apparence la plus parfaite. »

Mais l'épilepsie est-elle réellement une maladie ou seulement un syndrôme commun à d'autres affections.

Pour Féré « toutes les épilepsies sont symptomatiques d'une lésion ou d'un trouble dynamique atteignant soit directement, soit indirectement le système nerveux. Les lésions et les causes de ces troubles dynamiques peuvent être connues dans un certain nombre de cas : dans les autres, elles restent inaccessibles à nos moyens actuels d'investigation » (2).

Cependant, pour beaucoup d'auteurs, elle n'est pas seulement un syndrôme, mais elle constitue aussi une *entité* morbide, dont la cause véritable nous échappe encore et qui n'en est pas moins réelle. Aussi nous rattachons-nous aux auteurs qui divisent l'épilepsie en deux grandes classes :

1° L'épilepsie idiopathique, essentielle, dont les causes prédisposantes sont une grande impressionnabilité, de l'exaltation de la sensibilité, et dont les causes occasion-

(1) Aug. Voisin. *Dictionnaire de médecine et de chirurgie pratiques*, Art. Epilepsie. Paris, 1870.

(2) Féré. *Les épilepsies et les épileptiques*, p. 497.

nelles sont des émotions vives, des impressions pénibles, la peur, les excès de toute nature : elle est essentiellement héréditaire, non pas que les ascendants soient nécessairement épileptiques, mais ils peuvent transmettre à leurs descendants une prédisposition due, soit à l'alcoolisme chronique, soit à l'une des grandes névroses auxquelles ils ont payé un large tribut pendant leur existence.

2° L'épilepsie *symptomatique* qui reconnait pour cause une lésion matérielle des différents organes ou un vice de conformation, dû à un arrêt de développement, pendant la vie intra-utérine, avec hémiatrophie consécutive.

C'est ainsi que les différents traumatismes de la boite crânienne, fractures, enfoncements, contusions, ou les lésions intra-crâniennes, abcès, tumeurs, syphilomes, gliomes, tubercules, exostoses, plaques méningitiques déterminent des accidents épileptiformes. Les convulsions qui en résultent sont dues à une irritation de l'écorce cérébrale et revêtent le type si bien décrit par Bravais en 1827, sous le nom d'épilepsie hémiplégique et plus tard par Hughlings Jackson, en 1866, qui lui donna son nom.

De même une lésion viscérale peut, par action réflexe, déterminer des accidents comitiaux : tels sont les accès qui surviennent à la suite d'une opération de l'empyème, d'une affection aiguë du poumon, de la plèvre, de l'intestin, tels sont aussi les accès qui sont provoqués par un traumatisme ou une simple irritation périphérique portant, soit sur les nerfs d'un membre, soit sur les nerfs du tronc.

On a décrit également une épilepsie urémique, mais

l'urémie aurait joué le rôle d'agent provocateur par localisation d'un œdème.

Ces épilepsies symptomatiques et sympathiques (Esquirol, Maissonneuve) sont le plus souvent localisées. Elles se distinguent de l'épilepsie essentielle vulgaire par l'absence de cri initial, par un spasme au début, sans perte de conscience. Le malade, en effet, peut continuer à parler et rendre compte de ses sensations : il en conserve le souvenir. Mais souvent, cette épilepsie localisée revêt brusquement les caractères de l'épilepsie essentielle avec les contractions toniques et cloniques pour se terminer par du stertor avec une faiblesse générale de tout l'appareil musculaire et à la longue par des troubles paralytiques.

Tout différents, sont les symptômes de l'épilepsie vraie, idiopathique. Souvent, cependant, elle ne se généralise pas d'emblée, et avant d'arriver aux grands accès, elle passe par une période d'accès incomplets magistralement décrits par Th. Herpin (1) et par Trousseau (2).

Ce sont tantôt de simples hallucinations des sens, de la vue, de l'ouïe, du goût, de l'odorat : c'est un obscurcissement de la vue, le passage d'un nuage ou d'un brouillard devant les yeux, tantôt ce sont des impulsions inconscientes, ou une sorte de vague de l'intelligence, la concentration de l'esprit sur une idée fixe, une espèce de rêve dans lequel les malades sont plongés et dont ils sortent subitement et inconsciemment.

(1) Th. Herpin. *Des accès incomplets d'épilepsie.* Paris, 1867, in-8°.
(2) Trousseau. *Clinique médicale de l'Hôtel-Dieu.* De l'épilepsie T. II p. 89.

Trousseau en cite de nombreux exemples dans ses cliniques sur l'épilepsie.

Cette obnubilation de la conscience, ces vertiges, ces hallucinations représentent, sans nul doute, le premier stade de l'épilepsie chez les individus prédisposés, puis à la suite d'une forte émotion, d'un excès alcoolique, d'une maladie aiguë surviennent les grandes attaques épileptiques, caractérisées par une aura au début à laquelle succèdent les différentes périodes des contractions toniques, cloniques et de stertor.

Ne pouvant apporter de nouveaux détails dans la description de l'accès épileptique, nous n'avons pas cru mieux faire que de résumer celles des auteurs qui ont peint de main de maître le Comitial dans les différents états de son attaque.

Celle-ci débute toujours par l'aura qui est une sensation à point de départ variable et qui peut être motrice, sensorielle, viscérale ou psychique.

Tantôt, elle a son point de départ dans l'un des membres, ou dans une région musculaire bien déterminée et elle est caractérisée par des tremblements, des secousses; tantôt, elle a son point de départ dans l'estomac, l'intestin, le cœur, le poumon et prend les caractères d'un spasme, d'une constriction; tantôt ce sont des troubles de la vue, des bourdonnements, tantôt enfin une sensation indéfinissable, un souffle, une vapeur à point de départ indéterminé.

C'est après ce premier stade que survient la période des

contractions précédées ou non de l'abolition de la connaissance, complète dans le grand mal, incomplète dans le petit mal.

Dans le petit mal, après l'aura, le plus souvent viscérale, les malades éprouvent soit une douleur gastrique, hépatique, une angoisse précordiale, soit une légère dyspnée; mais ils éprouvent aussi une sorte de vertigo avec perte incomplète de la connaissance d'une durée variable.

Dans le grand mal, nous assistons au contraire aux grandes attaques, avec la perte totale de la connaissance, l'abolition de la sensibilité, et les convulsions générales toniques et cloniques.

Tout d'un coup, l'épileptique pâlit ou rougit quelquefois, pousse un cri et tombe : tout le corps est pris d'une raideur tétanique; les yeux portés en haut, les muscles péribuccaux tiraillent la bouche de façon à lui donner une expression de laideur indicible; les dents fortement serrées les unes contre les autres mordent souvent la langue et la face interne des joues; la tête est portée en arrière et sur le côté; les membres se mettent dans les positions les plus variées, le corps se pelotonnant quelquefois sur lui-même. Enfin, à la pâleur primitive de la face succède une coloration violacée, avec tuméfaction généralisée de toute la figure.

Au bout de quelques secondes, à ces convulsions tétaniques succèdent les grandes convulsions, aux secousses fortes et rapides qui agitent le corps de façon intermittente et qui prédominent le plus souvent d'un seul côté. La face elle-même participe à ces convulsions et prend une expression des plus hideuses et des plus repoussantes, due aux contractions musculaires, à la tuméfaction des lèvres, à l'écume buccale, aux plis accentués du front, de l'aile du nez et aussi aux convulsions des yeux qui se portent dans tous les sens.

Puis la respiration devient râlante, le malade pousse des cris ou plutôt des rugissements et l'attaque se termine enfin par du stertor, du ronflement trachéal avec sueur profuse et haleine fétide par dégagement considérable de gaz ammoniaque.

La fin de l'attaque est ordinairement suivie d'un sommeil qui peut durer plusieurs heures.

A son réveil, l'épileptique a une physionomie souvent hébétée ; il demande quelquefois ce qui s'est passé ; il n'a conservé aucun souvenir des premiers phénomènes de l'attaque. Il se sent seulement fatigué, courbaturé, il accuse de la céphalalgie, il est sombre et rêveur.

Tel est le tableau de l'accès épileptique : la description peut varier à l'infini quant à la forme, avec l'imagination des auteurs, mais quant au fond, elle est et restera invariable.

Ces accès, nous les retrouverons chez les individus issus de parents alcooliques et, après avoir montré que si l'alcool et toutes les boissons spiritueuses peuvent déterminer chez les parents eux-mêmes des accidents comitiaux, nous verrons que les descendants de souche alcoolique apportent en naissant une dégénérescence nerveuse qui se traduira bientôt par des convulsions dont il ne faudra pas méconnaître la nature.

CHAPITRE II

Epilepsies toxiques. — Les essences et les bouquets artificiels convulsivants. — L'épilepsie absinthique.

De toutes les intoxications, cause déterminante de l'épilepsie, l'une des plus importantes est, sans contredit, celle qui résulte de l'abus des boissons alcooliques.

M. Laborde, l'un des premiers champions de la lutte antialcoolique a montré depuis longtemps, avec une clarté et une précision remarquables, les dangers que faisaient courir à l'individu et à la société l'usage immodéré des boissons spiritueuses, en particulier et à notre point de vue, des boissons à essences.

C'est par l'expérimentation surtout, qu'il a pu saisir et dévoiler l'action individuelle, respective des substances qui se trouvent dans les diverses boissons à base d'alcool, soit à l'état d'impuretés naturelles à la suite de la distillation, soit sous forme de bouquets additionnels qu'une industrie coupable, sans nul souci des intérêts de l'hygiène et de la santé publiques, mais uniquement préoccupée de ses propres intérêts, ajoute, de complicité avec la chimie, aux boissons spiritueuses, pour leur communiquer les qualités organoleptiques, de haut goût, de violente saveur et d'odeur pénétrante que réclament les mœurs actuelles des buveurs de profession.

Résumant donc les travaux et les conférences de notre maître, M. Laborde, nous étudierons dans l'ordre suivant :

1° L'action des alcools de toute sorte et de toute provenance ;

2° L'action des bouquets naturels et artificiels ;

3° L'action des boissons à base de ces alcools et de ces essences-bouquets ;

4° L'action de l'essence d'absinthe et de la liqueur qu'elle compose.

§ I. — Action des alcools de toute sorte et de toute provenance.

Tous les alcools qui circulent dans l'industrie peuvent être ramenés aux trois types suivants :

1° Les alcools provenant de la distillation de fruits, raisin, pommes, poires, etc., et dont le type est l'alcoo éthylique ;

2° Les alcools provenant de la distillation de grains, de la pomme de terre, de la betterave, etc., et dont le type est l'alcool amylique, mais bien distillés et purifiés ;

3° Les alcools de même origine, mais insuffisamment distillés et non purifiés.

L'alcool éthylique n'est pas un convulsivant, il produit, quand il ne contient pas d'impuretés, l'ébriété caractérisée, d'abord par une excitation et une mobilité inaccoutumée, une augmentation de la sensibilité suivie bientôt d'un engourdissement et d'une incoordination dans les mouvements ; les animaux soumis à son action, reviennent quelques heures après, à l'état absolument normal.

L'alcool amylique bien rectifié, qui provient de la distillation du maïs, de la betterave, de la pomme de terre, produit à peu près les mêmes phénomènes physiologiques.

Mais tout autres sont les accidents produits par l'ingestion des alcools non purifiés ou imparfaitement distillés.

Si l'on injecte à un cobaye du poids de 350 grammes dans l'une des pattes postérieures, un centimètre cube d'alcool amylique non rectifié, on assiste aux phénomènes suivants :

Après une courte période d'excitation, l'animal tombe sur le flanc, et reste couché et comme figé dans cette situation, insensible à toute excitation, à tous les bruits extérieurs, plongé dans un sommeil ou plutôt dans une torpeur profonde, d'où il est impossible de le sortir ; il ne lui reste des manifestations extérieures objectives de la vie que de légers mouvements respiratoires, auxquels s'ajoutent des phénomènes *convulsifs* qui auront pour résultat d'amener plus sûrement et plus rapidement la mort.

Or le symptôme convulsif est dû à une impureté, qui existe normalement dans les alcools d'industrie non purifiés ; c'est le *Furfurol* ou *aldéhyde pyromucique*, dont l'action convulsivante a été étudié et d'une façon complète par MM. Laborde et Magnan, dans leur travail lu à l'Académie de Médecine dans les séances des 2 et 16 octobre 1888.

Le furfurol se trouve en particulier dans les alcools de grains, d'avoine, de seigle, d'orge. On peut l'obtenir, du reste, par l'action de l'acide sulfurique étendu sur la farine d'avoine ou sur le son.

C'est un liquide incolore, mais qui brunit rapidement sous l'influence de l'air ; il est doué d'une odeur qui rappelle à la fois celle de l'essence de cannelle et celle de l'essence d'amandes amères. La densité est de 1,68 et il bout à 162°.

L'étude expérimentale en est, comme on va le voir, fort intéressante.

Avec une injection intra-veineuse, de 1 à 2 cent. cubes, faite lentement et par fraction de 1/2 cent. cube, on provoque chez un chien du poids moyen de 8 à 9 kilogr. les phénomènes suivants :

Cris plaintifs ; — excitation générale et émission d'urine ; — ralentissement des battements du cœur et des mouvements respiratoires.

Aura motrice céphalique consistant en secousses spasmodiques des muscles de la face et des paupières, bientôt suivies d'une véritable attaque épileptique ainsi caractérisée :

Secousses de la tête immédiatement accompagnées de raideur des pattes, de raideur du dos en opisthotonos, de trismus.

C'est la période tonique, à laquelle succèdent, au bout de trois secondes environ, des convulsions cloniques généralisées ; — et finalement, la résolution avec stertor et hébétude.

Cette expérience nous prouve donc l'action convulsivante et épileptisante du furfurol et en même temps l'action convulsivante des alcools auxquels il se trouve mêlé et qui lui empruntent cette propriété toxique que l'alcool proprement dit ne possède pas lui-même.

§ II. — Action des bouquets et des essences.

Ce sont des mélanges artificiels comme l'huile de vin d'origine française ou allemande qui sont chargés de donner au vin la saveur et la senteur, en un mot le bouquet. Ces mélanges entrent surtout dans la composition des vins frelatés.

Nous les laisserons de côté pour nous occuper plus spécialement des essences utilisées par l'industrie, qui entrent dans la composition de diverses liqueurs et qui mises en présence des alcools de mauvaise qualité, sont destinées à masquer leur mauvais goût et à leur donner un parfum d'autant plus meurtrier qu'il est plus agréable.

Parmi ces essences, qui ont le triste privilège d'être des convulsivants et des épileptisants de premier ordre : il faut citer *l'aldéhyde salicylique* et le *salicylate de méthyle* qui participent à la fabrication de liqueurs dites apéritives, le Vermouth et le Bitter, dont la consommation tend à augmenter chaque jour.

L'aldéhyde salicylique, retirée de l'essence de reine des prés (spirea ulmaria) est un liquide neutre incolore, mais prenant au contact de l'air une teinte jaunâtre : doué d'une odeur aromatique pénétrante et plus ou moins agréable, selon les goûts, il est peu soluble dans l'eau, très soluble dans l'alcool et dans l'éther.

L'action de l'aldéhyde salicylique sur l'organisme est essentiellement *épileptisante.*

Elle s'exprime sur le chien par des phénomènes accentués et caractéristiques, dont la succession est la suivante :

Deux minutes à peine après l'injection, de un demi-centimètre cube, aura motrice dans le cou et dans les pattes antérieures ; convulsions toniques ; la tête se relève, dans l'extension et un peu à droite, trismus; la période tonique très courte est suivie de claquements des mâchoires, de secousses dans la tête et les membres, et de légère voussure du dos.

L'attaque à peine finie, une deuxième attaque se produit avec convulsions toniques, puis cloniques ; la tête, portée d'abord dans l'extension, est fléchie fortement, et le museau vient se placer entre les pattes antérieures ; les oreilles se redressent ; les secousses, d'abord petites, serrées, succèdent aux convulsions toniques, puis l'animal tombe dans la résolution ; la tête soulevée, se laisse aller comme une masse inerte.

Pendant les convulsions, les pupilles se sont légèrement dilatées, de l'écume sanguinolente recouvre les lèvres. Des secousses irrégulières succèdent aux attaques, l'animal paraît accablé.

Vient ensuite la période de résolution et de collapsus, avec anesthésie généralisée profonde.

A la dose d'un demi-centimètre cube, l'animal peut se remettre et survivre.

Mais il suffit de doubler cette dose pour voir se succéder les attaques avec une intensité progressive et la mort survenir dans l'espace de trois quarts d'heure à une heure.

Le vermouth et le bitter peuvent encore contenir, dû par la fabrication, outre l'aldéhyde salicylique, une autre substance convulsivante substituée à l'essence de Gaultheria procumbens ou Winter-green, le salicylate de méthyle.

C'est un liquide incolore, d'une odeur forte et assez agréable, très persistante, peu soluble dans l'eau, très soluble dans l'alcool et dans l'éther ; sa densité est de 1,18 avec point d'ébullition à 222°.

Son action est aussi, foncièrement convulsivante, mais avec une physionomie spéciale, qui ne reproduit point le cycle méthodique de l'attaque épileptique : elle est plutôt tétaniforme et caractérisée par du tremblement. Elle peut donc prendre une large part, en s'y ajoutant, à l'action déjà éminemment toxique de l'aldéhyde salicylique dans la consommation de ces prétendus apéritifs, tels que le bitter et le vermouth qui passent, dans le monde des buveurs, pour être relativement innocents.

Nous ne saurions non plus passer sous silence, une essence éminemment toxique qui entre dans une liqueur des plus répandues, la *liqueur de noyau*, et dont la base de composition est la *benzonitrile* et *l'acide cyanhydrique* ou prussique. Cette essence contient un parfum très agréable et très attractif d'amandes amères qui est à lui seul des plus dangereux ; il suffit de déboucher un flacon renfermant cette essence, de l'odorer et de le humer avec quelque insistance, pour éprouver immédiatement un malaise qui peut aller jusqu'à des accidents syncopaux graves et d'une certaine durée.

Enfin, qu'on nous permette, en terminant ce chapitre, d'attirer de nouveau l'attention des praticiens sur une préparation médicamenteuse, qui possède une très grande vogue auprès de beaucoup de malades et qui est employée souvent à l'insu du médecin ; nous voulons parler de la macération de quinquina.

M. Laborde, en effet, dans son étude comparative de la quinine, de la cinchonine et de la cinchonidine, au point de vue de l'action toxique, a montré que la cinchonine et la cinchonidine, surtout la cinchonine, constituaient de véritables poisons convulsivants ; la cinchonine, même à une dose thérapeutique pour la quinine, détermine chez les animaux une épilepsie complète, que M. Laborde a appelé l'*épilepsie cinchonique* (1-2).

§ III. — Action des boissons a base de ces alcools et de ces essences. Bouquets.

Les aldéhydes pyromucique, salicylique, etc., étant des épileptisants de premier ordre, il était curieux de savoir si les boissons à base de ces essences peuvent, au même titre, déterminer chez l'homme des accidents convulsifs.

Or, voici deux observations, qui, prises avec les plus sérieuses garanties, viendront confirmer nos assertions et changer en une certitude ce qui pourrait être encore un doute pour certains lecteurs. Nous les devons à l'obligeance de M. Laborde.

Observation I.

Laborde. — *Empoisonnement commençant par le bitter démontré à l'aide de l'expérience.*

M. X...... 50 ans environ, autrefois d'une excellente santé, se voyait depuis quelque temps en proie à un état maladif croissant qui le préoccupait. Il en était arrivé à perdre complètement l'appétit ; il avait un tremblement très accusé des mains et de tous ses membres, et il éprouvait des vertiges ou tournoiements de tête tels, qu'il était obligé, souvent, de s'accrocher pour ne point tomber, au premier objet qu'il rencontrait. Il se voyait maigrir tous les jours ; et vivement préoccupé de cette situation il vint à Paris, pour m'en faire part et me demander conseil.

(1) Laborde. *Société de Biologie*, 1877. p. 25.
(2) Dupuis. *Th.* Paris. 1877.

Après avoir constaté ce qu'il éprouvait et que je viens de signaler, je fus vite amené, par la nature de ces accidents, à lui demander s'il ne faisait pas un usage habituel d'alcool, et de quelles boissons alcooliques ? Ce Monsieur m'apprit sans détour qu'il faisait un fréquent usage, entre les repas, de bitter, pris d'ailleurs avec de grandes quantités relatives d'eau.

Il ne m'en fallut pas davantage pour être fixé sur la cause réelle des accidents qu'il éprouvait, et, afin de donner à ma supposition le caractère de la certitude, je le priai de faire venir un flacon du bitter, qu'il avait l'habitude de consommer.

Une injection du liquide fut faite à un cobaye qui dix minutes après se tordait dans des *convulsions épileptiques*. M. X... témoin de ce résultat expérimental, qui ne pouvait lui laisser aucun doute sur l'origine de l'empoisonnement dont il subissait les premières atteintes et pleinement convaincu, mit un terme à sa funeste habitude et vit ses accidents diminuer peu à peu et disparaître même complètement.

Observation II

Laborde. — *Empoisonnement par le vin artificiellement fabriqué contenant du furfurol (aldéhyde pyromucique).*

X..., employé de commerce, aux habitudes régulières, avait installé, pendant l'été, sa femme un peu souffrante, et ses deux enfants, dans une petite maison de campagne aux environs de Paris. Après sa journée de travail, il prenait le chemin de fer et rentrait heureux. Le matin, il revenait à Paris pour sa besogne accoutumée.

Un jour, il se laisse séduire par le marchand de vin dont la boutique est en face de sa maison. On lui vante les qualités d'un vin blanc qu'on l'invite à goûter. Il est à jeun, il prend un verre de ce vin, et cédant aux sollicitations pressantes, il en accepte un second et rentre chez lui.

Il s'arrête au rez-de-chaussée ; il est debout, immobile dans la salle à manger qui se trouve à cet étage : un garçon boulanger apporte le pain du déjeuner ; il lui parle, n'obtient pas de réponse ; il lui trouve un air si égaré, si étrange, qu'il a peur et se retire en toute hâte.

Le buveur monte, d'un pas lourd, l'escalier qui conduit à la chambre, où sa femme et ses enfants sont encore couchés. Il ne sait plus ce qu'il fait, il n'a conscience de rien et n'a gardé souvenir de rien.

Sa femme nous raconte qu'elle lui a parlé, qu'il ne lui a pas répondu, qu'il s'est dirigé vers l'armoire, l'a ouverte et a pris son revolver. A ce moment, le petit garçon âgé de cinq ans, vient, en sautant, jusqu'à lui et lui tend les bras : il lui fracasse la tête d'un coup de revolver.

La mère pousse un cri terrible, s'élance hors du lit, va se jeter sur lui quand elle est renversée par un coup de feu qui l'atteint au bras gauche.

L'homme, égaré, redescend et s'affaisse sur un siège. La femme s'est relevée, elle ouvre péniblement la fenêtre, elle peut appeler au secours. On accourt, on monte auprès d'elle : elle montre le petit cadavre, son bras ensanglanté et elle dit ce qui vient de se passer.

Les voisins trouvent le mari hébété, stupide, muet. Peu à peu le réveil arrive ; au moment où on vient l'arrêter, le buveur d'aventure apprend ce qu'il a fait, et cherche à se suicider.

Nous faisons analyser le vin blanc que X... a bu le matin et nous l'expérimentons sur nos cobayes.

Les résultats de l'expérience, de même que ceux de l'analyse, démontrent clairement la présence du furfurol. C'est bien à la présence de ce poison dans le vin blanc qu'il faut attribuer les terribles effets constatés et relatés dans l'observation, et deux verres ont suffi pour les produire.

On pourrait multiplier à l'infini ces exemples qui abondent dans la chronique des hôpitaux et dans la chronique courante des drames de l'alcoolisme qu'on peut lire quotidiennement dans les journaux.

Ceux qui précèdent suffisent pour convaincre de la triste réalité.

§ IV. — Action de l'essence de l'absinthe et de la liqueur qu'elle compose.

Avec l'essence et la liqueur d'absinthe, nous touchons au maximum de la toxicité, s'exprimant par l'*attaque épileptique* type, avec les trois phases ou périodes successives.

Déjà Meynier(1), dans ses expériences sur l'action toxique de quelques essences, a montré que l'essence d'absinthe est toxique pour certains invertébrés, les helminthes en particulier, ce qui lui a valu, sous forme de tisane d'absinthe, d'entrer dans la médecine populaire.

Elle est un poison pour les grenouilles et les salamandres ; deux gouttes dans un litre d'eau suffisent pour empoisonner rapidement ces animaux ; respiration suspendue immédiatement et 8 ou 10 minutes après, on les voit immobiles incapables de fuir, quand on les retire de

(1) Meynier. Recherches sur l'action toxique de quelques essences (*Thèse*, Paris, 1859.)

l'eau. Les grenouilles se raidissent alors sur leurs pattes de devant, quand on les pince, essayent de sauter en ouvrant la gueule et font des efforts impuissants pour fuir. Ces animaux vont ainsi s'affaiblissant dans un état de torpeur remarquable et meurent au bout de trois à quatre heures.

Puis continuant ses expériences sur les lapins, il en arrive à conclure que l'essence d'absinthe s'attaque surtout à la sensibilité.

Anselmier (1) et Moreau (2) arrivent aux mêmes conclusions. En 1864, Magnan dans ses recherches avec Marcé publiées dans l'*Union médicale* (3) a montré que c'est bien à l'essence d'absinthe et non à l'essence d'anis, contrairement aux assertions de Cadéac et Albin Meunier, qu'il faut attribuer tous les accidents que nous énumérerons dans un instant.

« Les principales substances, dit Magnan, qui composent la liqueur d'absinthe, d'après les recettes le plus généralement suivies, sont l'alcool et les essences d'anis et d'absinthe ; je ne parle point des autres substances qui entrent dans la composition de cette liqueur, telles que l'angélique, la badiane, etc. — parce que leurs doses varient beaucoup, suivant les distillateurs, et parce que leur action n'est pas de déterminer les accidents qui nous occupent. »

L'expérimentation sur les animaux a permis de reconnaî-

(1) ANSELMIER. De l'empoisonnement par l'absinthe. Paris, 1862, in-12°.
(2) MOREAU. De la liqueur d'absinthe et de ses effets. Paris, 1863, in-8°.
(3) MAGNAN. Accidents déterminés par l'abus de la liqueur d'absinthe, *Union Médicale*, 1864, t. 23, p. 258.

tre la part qui revient à l'alcool et aux essences d'absinthe et d'anis.

Pour l'essence d'anis, la tolérance a été si complète, et l'innocuité si évidente qu'il n'a pas été nécessaire de multiplier les expériences, tandis que l'essence d'absinthe a déterminé des accidents épileptiformes caractéristiques.

En 1869, dans ses conférences cliniques sur les maladies mentales et nerveuses, et en particulier, sur l'alcoolisme, l'alcool et l'absinthe, l'épilepsie absinthique, publiées dans la Gazette des Hôpitaux (1), Magnan revient sur la dissociation expérimentale des diverses essences qui entrent dans la liqueur d'absinthe, et sur les effets comparatifs de leur action respective, en insistant sur la bénignité relative des effets de l'essence d'anis.

Enfin, en 1878, dans sa Communication sur l'action respective de l'alcool et de l'absinthe au Congrès international (2) il a encore une fois résumé comme il suit le résultat constant de ses investigations à ce sujet :

« La liqueur d'absinthe vendue dans le commerce est une boisson très complexe. Autrefois, après avoir fait macérer dans l'alcool, pendant un temps plus ou moins long, des tiges de feuilles et des fleurs de diverses plantes, on distillait la masse pour obtenir la partie essentielle du liquide ; aujourd'hui pour aller plus promptement, la plupart des fabricants préparent leurs liqueurs à froid, sans

(1) *Gazette des Hôpitaux*, 1869, p. 310, 331, etc.
(2) Compte rendu du Congrès international. Paris, du 13 au 16 août 1878. n° 16 de la série, p. 47.

distillation ; ils se contentent de mettre en présence plusieurs essences, qu'ils mélangent dans une quantité plus ou moins considérable d'alcool.

« Les formules les plus habituellement employées renferment avec l'alcool et l'essence d'absinthe, les essences d'anis, d'angélique de badiane, de calamus aromaticus, d'origan et quelquefois les essences de fenouil, de mélisse et de menthe.

« En dehors de l'alcool et de l'absinthe, les phénomènes physiologiques obtenus avec les autres essences sont de peu d'importance même à des doses énormes, telles que 15 à 20 grammes, introduits dans l'estomac d'un chien de taille moyenne du poids de 10 à 15 kilogrammes : sa respiration, en général, s'accélère, le pouls devient plus fréquent ; mais l'animal ne change pas d'allures, il mange avec appétit, et ne paraît pas incommodé. Pendant plusieurs heures, quelquefois même deux ou trois jours, l'odeur spéciale de la substance ingérée est exhalée par les poumons ; les selles sont également imprégnées de la même odeur ; mais, dans aucun cas, il ne survient de convulsions épileptiques ni épileptiformes.

« Deux substances restent à examiner, l'alcool et l'essence d'absinthe. »

Nous connaissons déjà l'action toxique de l'alcool ; il ne nous reste donc plus à étudier que l'essence et la liqueur d'absinthe.

M. Laborde, à plusieurs reprises, soit à l'Académie de

Médecine (1) soit dans ses nombreuses conférences devant les sociétés d'hygiène (2) a montré l'action toxique, essentiellement épileptisante de l'essence et de la liqueur d'absinthe, par des expériences si complètes et si précises que cette question est définitivement jugée, ne comptant ni avec son temps, ni avec sa santé, pourtant précieuse, pour signaler les dangers qu'encourent l'individu et la société et pour prouver combien est nécessaire la lutte contre l'alcoolisme.

Voici le résumé de ses expériences sur le cobaye le lapin et le chien :

1re *expérience.*

Un cobaye reçoit en injection un quart environ de centimètre cube d'essence d'absinthe authentique du commerce.

Trois minutes à peine après l'injection, l'animal semble stupéfié ; puis tout à coup il se raidit sur ses pattes, principalement les pattes antérieures, avec tendance à être projeté en arrière : c'est le début de l'attaque convulsive qui s'accentue progressivement et rapidement ; bientôt, en effet, l'animal bondit, projeté en l'air, la face et les lèvres grimaçantes, les yeux hagards contracturés et convulsés et dans lesquels on lit comme une sorte de folie,

(1) Laborde. *De l'absinthisme.* Rapport à l'Académie de médecine; séance du 1er octobre 1889.

(1) Laborde. L'alcoolisme et la solution rationelle du problème d'hygiène. Extrait de la « *Revue d'hygiène* » 1896.

(2) Laborde. La lutte contre l'alcoolisme à l'usage des enfants, 1896.

de vision imaginaire, une sorte d'hallucination, qui le fait s'élancer en avant, d'une manière irrésistible : c'est le portrait de l'homme qui se rend coupable de violences subites, criminelles et inconscientes.

A cette phase succède, la véritable attaque convulsive tétanique, dans laquelle le dos s'arc-boute en demi-cercle, la tête et la face toujours grimaçantes, étant forcément entraînées sur elles-mêmes. Les membres et tout le corps agités de soubresauts entrecoupés de petits cris plaintifs, d'abord complètement et fortement roidis, se relâchent ensuite et offrent des mouvements continus des pattes comme si elles nageaient dans le vide.

Puis un moment de calme et de détente se produit, bientôt suivi d'une seconde attaque et de plusieurs autres dont l'intensité va en augmentant jusqu'à la mort qui survient au bout de 20, 30 ou 40 minutes.

2e *expérience.*

On introduit dans une veinule de l'oreille d'un lapin deux gouttes de cette même essence. Immédiatement, la tête est entraînée violemment en arrière par des soubresauts convulsifs, la bouche et la face contracturées et grimaçantes, les yeux révulsés, les pattes et tout le corps entrent à leur tour, dans un accès violent de convulsion, avec alternance rapide de raidissement et de relâchement ; de l'écume sanguinolente s'échappe de la bouche, car, de même que dans la véritable attaque d'épilepsie, la langue est mordue à la suite du claquement et de la contracture des mâchoires. Mort à la suite d'attaques subintrantes.

3ᵉ *expérience.*

Les effets de l'essence d'absinthe sont encore plus manifestes chez le chien, surtout dans la première phase de l'action du poison, parce qu'il manifeste plus clairement ses sensations et son état psychique, qui sont ceux d'une véritable folie furieuse.

L'œil rouge et hagard, l'écume à la bouche, il se précipite en aboyant devant lui, comme dans un accès de rage, pour se jeter sur des ennemis imaginaires et les mordre ; c'est le spectacle effrayant que présente l'homme en proie aux terribles effets de l'absinthe, alors que poussé par cet état d'hallucination et de folie, il se précipite, une arme, un couteau à la main, sur toute personne qu'il rencontre, fussent ses plus proches parents, père, mère, femme ou enfant.

Si maintenant l'on fait absorber à un chien, de la liqueur d'absinthe, environ 20 grammes, avec addition, telle qu'elle est faite dans la pratique ordinaire, de la quantité d'eau nécessaire pour donner au breuvage la couleur bleuâtre bien connue, si de plus cette administration se fait à jeun et pendant quelques jours, on voit l'animal, qui tout d'abord se jette avec voracité sur ses aliments, sans doute pour calmer la sensation de gêne qu'il éprouve, manifester promptement une répulsion pour ces aliments.

Il maigrit alors rapidement et au bout de trois semaines de son régime, son attitude devient typique; il fléchit alors sur ses pattes qui semblent ne plus pouvoir le porter, il est affaisé sur son train postérieur; de doux et caressant qu'il était, il devient hargneux, et il est porté à mordre à la moindre sollicitation ayant même la forme d'une caresse : on le voit parfois sortir tout à coup de son état de stupeur et de somnolence pour s'élancer violemment devant lui, avec aboiement, comme à la poursuite d'un ennemi ; c'est exactement l'image de l'halluciné et délirant absinthique qu'une impulsion subite, vertigineuse, pousse, inconsciemment, à l'attentat homicide.

Mais, symptôme vraiment curieux, et caractéristique de l'excitabilité particulière, extrême, développée par le poison chez cet animal; il suffit de toucher légèrement l'extrémité de ses pattes postérieures pour déterminer instantanément une trépidation convulsiforme de ses membres, trépidation épileptoïde qui va s'accentuant chaque jour.

Mais, peut-on objecter: » Ce n'est pas l'essence pure que l'homme boit, mais bien la liqueur dont cette dernière est la base, et qui, en raison des petites doses relatives qui entrent dans sa composition, n'amène les effets en question qu'après un usage habituel plus ou moins long. »

Sans doute ; mais le buveur régulier de la liqueur d'absinthe est fatalement exposé, tôt ou tard, et plus ou moins rapidement, selon sa résistance, la quantité qu'il absorbe et la qualité plus ou moins toxique du produit, au terrible état maladif que caractérise l'attaque épileptique ou épilepsie avec toutes ses conséquences, et qu'on appelle, d'un seul mot, l'absinthisme.

Nous connaissons déjà par l'expérience précédente les effets de la liqueur d'absinthe chez le chien.

Chez l'homme, chez le buveur d'absinthe, ces effets sont les mêmes à une plus ou moins longue mais fatale échéance ; effets plus ou moins rapides, et plus ou moins immédiats ; suivant la dose absorbée soit en une fois et en grande quantité, comme à la suite de paris stupides, soit quotidiennement, mais en petite quantité. Nous n'en voulons pour preuve que les deux observations suivantes :

Observation I.

Laborde. — *Effets immédiats d'une grande quantité d'absinthe prise rapidement.*

X.., âgé de 23 ans, fait le pari de boire dix-huit verres d'absinthe en six heures de temps. Il commence à midi et, après avoir bu le seizième verre à quatre heures, il est terrassé par une terrible attaque convulsive *épileptique*, suivie d'un état de stupeur qui a duré deux jours.

Il entre aussitôt à l'asile Sainte-Anne et pendant longtemps il n'a cessé d'avoir, tous les deux ou trois jours, de véritables attaques d'*épilepsie*, avec cris au commencement, secousses et raidissement des membres, morsures de la langue, et écume sanguinolente à la bouche; attaques suivies d'une période de sommeil avec ronflement, et quelquefois d'un véritable accès de folie furieuse, ou bien de perte de la parole.

Ces attaques ont bien pour cause réelle cette absorption doublement inconsidérée d'absinthe, car ce jeune homme ne paraît pas avoir eu d'autres maladies nerveuses antérieures, ni des antécédents héréditaires.

Observation II.

Laborde. — *Epilepsie absinthique chez un jeune homme qui commence à boire de l'absinthe.*

C..., Ernest, en 1890, 15 ans ; arrive au bureau d'admission de l'asile Sainte-Anne à Paris dans une agitation extrême. Il se dit poursuivi par des chiens qui veulent le mordre ; des individus armés l'injurient et menacent de l'assassiner ; il est sans cesse en mouvement pour se défendre, et échapper à des ennemis imaginaires.

Des sueurs abondantes recouvrent tout le corps, les mains sont tremblantes.

Jusque-là C... ressemble à un délirant alcoolique ordinaire.

Mais tout à coup il pâlit, pousse un cri, perd connaissance et tombe en raidissant les mains et les bras qu'il porte en avant, la tête entraînée à gauche, le visage grimaçant, les yeux révulsés.

Bientôt après, la figure rougit fortement : tous les muscles sont agités par des convulsions incessantes, les paupières clignotent, les mâchoires s'entrechoquent violemment, une salive mousseuse sanguinolente s'étale sur les lèvres et coule sur la joue gauche ; la tête, les bras, les jambes sont secoués par des soubresauts incessants ; l'urine et les matières fécales s'échappent involontairement.

Le visage est devenu violacé, bouffi ; les yeux sont saillants, larmoyants, injectés de sang, la respiration ronflante.

Au bout de trois minutes, les convulsions cessent, et le malade reste plongé dans une hébétude profonde. La langue est fortement mordue sur le bord gauche.

Après un quart d'heure environ, il revient à lui, ne conservant aucun souvenir de ce qui s'est passé, et, après quelques instants, il est repris de ses visions et hallucinations terrifiantes.

La mère de ce jeune homme affirme que jamais son fils n'avait eu de convulsions d'aucune sorte. Toujours bien portant, il s'était montré bon élève, et n'avait jamais présenté de troubles nerveux, ni dans son enfance ni dans sa jeunesse. Placé dans l'épicerie, il était intelligent, s'acquittait bien de sa tâche jusqu'au moment où, dans les derniers temps, il avait commencé à boire du vin blanc, du bitter, du vermouth et surtout de *l'absinthe*.

Trois semaines avant son attaque, il dormait mal, avait des cauchemars et il avait commencé à perdre la tête, à délirer la nuit depuis huit jours.

Deux jours avant son entrée à l'asile il avait cherché à se noyer.

Après un séjour de deux mois à l'asile de Ville-Évrard où il avait été transféré, et pendant lesquels il avait nécessairement cessé de boire, il sortit guéri.

Cette observation est des plus instructives, car elle démontre bien la nature du mal et sa véritable cause, en même temps que la fin de ce mal par la cessation de la cause elle-même.

Mais ces effets ne restent pas bornés, confinés au buveur seulement, il ne le garde pas pour lui seul ; il les transmet par hérédité à ses descendants, sans que ceux-ci aient besoin, pour les éprouver, de s'alcooliser à leur tour.

Trop nombreux sont les exemples de cette transmission

héréditaire : qu'il nous suffise de relater l'observation suivante d'une jeune fille, fille d'absinthique, devenue épileptique à cinq ans.

Cette fillette fut prise, en 1891, subitement d'attaques caractérisées par un cri subit, le raidissement des membres, l'entraînement forcé de la tête avec claquement violent des mâchoires, écoulement de salive sanglante, perte complète de connaissance.

L'attaque durait de dix à quinze minutes, et un profond sommeil avec ronflement et stupeur lui succédait.

C'était surtout la nuit que se produisaient ces accès, dès le début, mais bientôt, augmentant de fréquence, ils se produisaient aussi le jour, et alors l'enfant était précipitée à terre et se serait fait de graves blessures, si l'on n'y avait pris garde.

Douloureusement émue, la mère, qui est concierge, vint demander conseil à M. Laborde et déclara que son mari, homme de peine, est un buveur d'absinthe, un buveur de profession, qu'il rentre fréquemment ivre à la maison, qu'il est sujet à de violents accès de fureur, et que parfois il a des crises *convulsives*.

L'influence de l'alcoolisme paternel sur la production de la maladie de l'enfant ne saurait être douteuse, car on ne trouve pas d'autres causes dans les antécédents de famille; et, de plus, particularité importante au point de vue médical, l'enfant soumise à un traitement approprié (par le bromure de potassium) a vu s'éloigner et diminuer peu à peu les accès, comme cela arrive dans l'épilepsie franchement alcoolique.

La liqueur d'absinthe est donc, au même titre que l'essence, un poison convulsivant, *épileptisant*, à plus ou moins brève échéance. Elle imprègne, en effet, tout l'organisme, avec prédominance d'action sur la cellule nerveuse de la substance grise de l'écorce cérébrale et de plus, elle s'élimine très lentement.

Cette imprégnation se fait peu à peu quand la liqueur est absorbée journellement même en petite quantité, mais d'une façon beaucoup plus rapide et plus durable, après l'ingestion, en très peu de temps, d'une trop forte dose.

CHAPITRE III

Epilepsie héréditaire, procédant de l'alcoolisme proprement dit, par transmission d'une prédisposition nerveuse.

Les effets funestes des alcools dans la génération des parents, modifiés par un long abus des liqueurs alcooliques, n'ont malheureusement préoccupé qu'assez tard, l'esprit des observateurs et des hygiénistes ; cependant ce fait immense n'avait pas échappé à l'esprit des auteurs les plus anciens, puisqu'à Carthage une loi défendait toute autre boisson que l'eau le jour de cohabitation maritale.

Hippocrate déjà, remarque et signale les effets funestes de l'ivresse au point de vue de la génération. Parlant de la procréation, il dit : « L'homme ne doit pas être en état d'ivresse. » (1)

(1) δεῖ ἀνὴρ μὴ μεθυσκέσθω chap. 8, trad. Littré.

Amyot dit dans son langage particulier que l'ivrogne n'engendre rien qui vaille.

Bacon, cité de Zimmermann, prétend que la virilité s'affaiblit chez les buveurs de vin, et que beaucoup d'idiots, d'imbéciles sont nés de parents adonnés à l'ivrognerie. Avant d'être impuissant, c'est dans les conditions physiques et morales de sa descendance que le buveur donne le meilleur signe de la modification de son organisme. Darwin (Zoonomie) avance que toutes les maladies produites par l'abus des spiritueux sont héréditaires, transmissibles même jusqu'à la troisième génération et qu'elles s'aggravent peu à peu quand la cause persiste jusqu'à ce que la famille s'éteigne.

Ce qui fut une simple conception pour tous ces grands philosophes, devient avec la clinique et l'observation une réalité malheureusement trop évidente. Ce n'est guère qu'au commencement du siècle, avec les travaux de Rayer, de Rœsch, Bouchardat et Sandras, Lippich, Freidreich, que cette question capitale de la dégénérescence par alcoolisme va passer à l'état de vérité indéniable.

Mais ce fut surtout Magnus Huss, en 1852, qui en créant le mot « Alcoolisme » signala le premier les accidents causés par l'abus des boissons alcooliques, chez les descendants.

En même temps, en 1853, Carpenter signalait les conséquences éloignées de l'abus des alcooliques sur les enfants naissant de pères ivrognes.

En 1856, Neveu-Dérotrie, après avoir décrit l'ivresse et

donné un tableau des divers accidents de l'intoxication alcoolique, en montre les conséquences éloignées, qui sont pour lui la production de la paralysie générale et la viciation de la race.

Depuis cette époque, une foule d'études et d'observations ont paru qui ont confirmé les notions déjà émises à ce sujet ; signalons surtout les travaux de Morel, en 1857, qui insiste d'une manière toute particulière sur les dégénérescences héréditaires chez les enfants issus de parents livrés à l'alcoolisme, avec six observations à l'appui (1); puis les thèses de Thomeuf, de Motet, de Racle, de Deswarte, en 1859.

En 1860, Desmeaux, dans une note envoyée à l'Académie des Sciences, conclut d'un certain nombre de faits qu'il a observés, que l'état d'ivresse alcoolique, chez l'homme, au moment de la conception, devient une cause fréquente d'*épilepsie* pour les enfants et que la même cause peut produire une paralysie congénitale, l'aliénation mentale et l'idiotie.

Enfin, Comtesse, dans sa thèse inaugurale (2), après avoir prouvé les effets des alcooliques sur l'individu lui-même qui, soit pendant la période d'intoxication aiguë, soit pendant la période d'intoxication chronique, se trouve successivement dans les différentes phases d'excitation, de

(1) MOREL. Traité des dégénérescences physiques, intellectuelles et morales de l'espèce humaine : Paris, 1857.

(2) COMTESSE. Etudes sur l'alcoolisme et sur l'étiologie de la paralysie générale (*Th. Paris*, 1862).

perversion et de dépression, montre également que ces divers états se retrouvent chez les descendants.

Nous donnerons le résumé de quelques-unes de ses observations qui se rapportent le plus à notre sujet, de celles qui établissent clairement que l'épilepsie peut être primitive chez des enfants issus de souche alcoolique.

Observation I.

Comtesse. — *Th. Paris*, 1862, p. 48. *Alcoolisme chronique, effets sur les générations (épilepsie et idiotie au premier degré.*

D... (Jules), 10 ans entré le 3 février 1862.

Le père de cet enfant se livrait journellement à des excès de boisson. A l'âge de deux ans et demi, l'enfant eut une maladie cérébrale d'une nature douteuse, pour laquelle le médecin ordonna des sangsues derrière les oreilles; c'est pendant l'écoulement du sang que l'enfant eut un premier accès d'*épilepsie*.

Quatre ans se passèrent sans qu'il survînt de nouveaux accès. A six ans et demi, les crises revinrent : elles sont caractérisées par la sensation d'un nuage passant devant les yeux, suivie d'une perte incomplète de connaissance et d'un sentiment de frayeur qui le fait appeler au secours ; mais pas de convulsions ; il n'a eu des convulsions que plus tard. Les attaques d'épilepsie reviennent tous les quinze jours, sont exclusivement diurnes et composées d'un ou deux accès.

Observation II.

Contesse. — *Th. Paris*, 1862, p. 50. *Alcoolisme chronique. Effets sur les générations* (*convulsions, épilepsie*).

Ch..... Eugène, 13 ans. Père a fait depuis sa jeunesse des excès alcooliques; a continué de s'enivrer après son mariage.

Mère très bien portante : aucune cause connue dans les deux familles des parents pouvant expliquer des vices héréditaires.

De ce mariage sont nés huit enfants, dont cinq morts entre cinq mois et deux ans.

Eugène D... était bien conformé à sa naissance; fut élevé au sein et bien soigné; à 13 mois, marchait seul et disait quelques mots.

A deux ans et demi, convulsions pendant huit jours : huit jours après, survint une paralysie du côté gauche qui dura 6 mois.

A 7 ans, débuts d'accès épileptiques

A 11 ans et demi, pendant deux jours, convulsions continuelles avec cris perçants et vomissements. L'enfant est tombé peu à peu dans un état d'imbécillité.

Observation III.

Contesse. — *Th. Paris*, 1862, p. 53. *Alcoolisme chronique. Effets sur les générations* (*convulsions, épilepsie et scrofules*.

G..., mort en 1852 à 51 ans.

S'est marié deux fois. Sa seconde femme l'a toujours connu alcoolique. Bonne santé habituelle du père et de la femme.

De sa première femme, il eut 15 enfants: 14 sont morts dans les convulsions ; le dernier à 27 ans était épileptique.

De sa seconde femme, il eut 10 enfants dont 8 venus à terme et 2 qui sont nés, l'un à 5 mois et l'autre à 4 mois.

Parmi ces 8 enfants, 4 sont morts de convulsions à l'âge de 7 à 8 mois.

Le 5e est mort à 2 ans, probablement d'hydropisie méningée.

Le 6e est mort à 8 mois de convulsions.

Le 7e est mort à 7 ans de convulsions.

Le 8e à 8 ans était scrofuleux.

Observation IV.

Comtesse. — *Th. Paris*, 1862, p. 54. *Alcoolisme chronique. Effets sur les générations* (*convulsions, épilepsie et stérilité*).

M. X... a eu une jeunesse livrée aux excès alcooliques.

Marié en 1830, à une femme présentant tous les dehors d'une très bonne constitution, il a continué pendant son mariage son genre de vie.

Il a eu 6 enfants.

L'aînée, fort bien constituée, est morte à 17 ans *épileptique*.

Le 2e est mort à 8 ans, d'une affection cérébrale.

Deux autres sont morts en bas âge de convulsions.

Il restait, à cette époque, deux filles mariées à deux hommes jouissant de tous les attributs de la santé, l'une depuis 7 ans, l'autre depuis 8 ans ; mais pas d'enfants.

L'alcoolisme donc n'atteint pas seulement l'individu dans sa personne, elle le frappe aussi dans ses descendants:

les désordres pathologiques qui résultent de l'abus prolongé des boissons spiritueuses sont excessivement nombreux. Ils portent sur toutes les grandes fonctions de la vie organique. Ils ne sont pas moins variés d'expression et de nature, les uns consistant en de simples troubles dynamiques qui ouvrent généralement la scène des accidents, les autres d'un ordre bien plus grave constitués par des lésions, par des altérations organiques profondes.

Le système nerveux est frappé le premier ; tantôt, il est atteint de simples troubles fonctionnels moteurs ou sensitifs, tantôt, il est le siège de désordres plus profonds, de lésions définitives.

Puis, peu à peu, les systèmes digestif, circulatoire et respiratoire sont frappés a leur tour, et sont le siège de lésions organiques incurables.

Il n'est pas jusqu'aux organes génitaux eux-mêmes qui ne soient atteints.

Tout d'abord le sens génital, participe à la dépression et aux lésions du système nerveux, sous la dépendance duquel il se trouve : les appétits vénériens, après quelques excitations passagères s'alanguissent, les érections deviennent rares, incomplètes, difficiles et finalement la puissance génésique s'éteint et avec elle les organes de la reproduction.

En effet dit Rœsch, les testicules s'atrophient peu à peu ; les cellules épithéliales des canaliculi, parfois volumineuses et granuleuses, d'autres fois déformées ou détruites ne forment plus qu'une masse grenue dans l'intérieur du tube séminifère (1). Lancereaux a trouvé les vésicules séminales renfermant un liquide jaunâtre, gluant et visqueux, au sein duquel ne se rencontraient qu'un petit nombre de spermatozoïdes et en plus ou moins grande abondance les corps décrits par le Pr Ch. Robin sous le nom de sympexions (2). Cette modification peu différente de celle que l'on observe chez les vieillards, doit être considérée comme un état pathologique ; d'où cette conséquence que l'action de l'alcool sur les organes génitaux de l'homme produit une sénilité prématurée.

Chez les femmes alcooliques, la menstruation cesse prématurément et avec elle les appétits vénériens, à un âge où cette fonction est en pleine activité. Ainsi, faiblesse ou abolition de la fonction génésique et par conséquent, diminution de l'aptitude à la procréation, tel est l'un des funestes effets des excès alcooliques dans l'un et l'autre sexe.

L'alcoolisme est donc une maladie de l'individu ; il est aussi une maladie de la famille et projette son action malfaisante jusque sur la race.

En effet l'alcoolique transmet à ses descendants non seulement ses propres diathèses, mais aussi une constitution fortement affaiblie et dégénérée, une prédisposition à toutes les névroses. Il est admis que par hérédité, il ne faut pas entendre seulement la transmission intégrale d'un état morbide constitutionnel, mais aussi la possibilité de

(1) Rœsch. *Annales d'hygiène et de méd. légale*, t. XX, p. 84, 1863.
(2) Lancereaux. *Dictionnaire des Sciences médicales*, 1863, p. 607.

transmettre un état morbide par transformation. Voilà pourquoi l'alcoolisme chronique chez les ascendants devient un facteur puissant de l'épilepsie (Moreau de Tours, Nothnagel, Benoit.)

L'individu qui hérite de l'alcoolisme est marqué du sceau d'une dégénérescence qui se manifeste tout particulièrement par des troubles des fonctions nerveuses. Enfant, il est emporté par des convulsions ou d'autres désordres nerveux.

Adulte, il a un cachet spécial : sa tête est petite (tendance à la microcéphalie) sa physionomie est hébétée, son regard sans expression et stupide.

Une susceptibilité ou une mobilité nerveuse plus ou moins accentuée, un état névropathique voisin de l'hystérie, de *l'épilepsie vraie, fonctionnelle,* des idées tristes, de l'hypocondrie, tels sont ses attributs.

CHAPITRE IV.

Traitement et prophylaxie.

De tout temps l'épilepsie a été considérée comme une manifestation morbide très rebelle à la thérapeutique; les anciens l'appelaient l'opprobre de l'art et M. Delasiauve, qui a donné du traitement de l'épilepsie une étude très complète, formule sur ce point son opinion de la manière suivante: « Presque toujours le mal caduc résiste aux efforts de la nature ou de l'art; et quand il s'améliore ou guérit, il est souvent difficile d'assigner à ces heureux changements leur véritable cause (1).

Mais beaucoup d'épilepsies étant symptomatiques d'une lésion ou d'un trouble dynamique atteignant soit directement soit indirectement le système nerveux, on est arrivé peu à peu à reconnaître quelques-unes des causes qui

(1) DELASIAUVE. *Traité de l'épilepsie*, p. 144.

produisent l'attaque convulsive et à leur appliquer une médication rationnelle.

Aussi Tissot avait-il déjà prononcé dès 1770 une parole d'espoir en disant: « Il y a sans doute des épilepsies incurables, mais elles ne le sont pas toutes; plusieurs médecins peuvent en dire autant » (1).

Plus tard, Trousseau dit, dans ses cliniques : « Vous aurez occasion de voir un certain nombre de malades rester sept, huit, dix ans et plus sans avoir de nouvelles attaques, après en avoir éprouvé jusque-là de fréquents retours. Or, dans une maladie de la nature de celle que nous étudions, une longue trêve ressemble beaucoup à la guérison. »

De nos jours, tous les auteurs se rangent à son avis. M. Leszynski de New-York, affirme que l'épilepsie essentielle peut être traitée avec succès, grâce à un traitement méthodique et entrepris dès le début.

L'épilepsie, à l'heure actuelle, est considérée comme une maladie de la substance grise corticale des hémisphères cérébraux, en un mot, comme le résultat de l'irritabilité de l'écorce. Cette irritabilité peut être produite par une tumeur, une lésion anatomique, comme dans l'épilepsie partielle, ou encore, bien que souvent, on ne puisse incriminer qu'une certaine prédisposition, qu'une certaine tendance aux accès comitiaux, à un corps qui existerait dans l'organisme au moment de l'accès et qui agirait sur l'écorce cérébrale, comme dans l'épilepsie es-

(1) TISSOT. *Traité de l'épilepsie*. 1770.

sentielle. Ici nous nous trouvons en face de la théorie de l'intoxication et de l'auto-intoxication, qui soutient que ce corps irritant peut venir du dehors ou être le résultat de la transformation des matières ; les corps qui agissent sur sur l'écorce cérébrale sont des leucomaïnes et toxalbumines : ce sont les produits de désassimilation des aliments azotés et de la désagrégation des tissus.

Nous avons vu que les alcools, l'absinthe, les essences, qui sont des poisons du système nerveux sont des produits irritants au premier chef et capables de déterminer par intoxication ou par excitation réflexe, l'éclat des convulsions dans un cerveau prédisposé.

La thérapeutique a donc, dans le traitement de l'épilepsie fonctionnelle, deux grandes voies à suivre :

1° Diminuer l'irritabilité cérébrale et calmer le système nerveux en donnant le brome.

2° Eloigner tous les agents provocateurs des accès convulsifs, par une nourriture et un régime appropriés.

a). — Modérer l'irritabilité de l'écorce

Médication bromurée.

C'est en 1834 qu'Andral commença sur le brome des expériences qui furent publiées par Fournet et en 1850 que Puche détermina les propriétés du bromure de potassium.

Le bromure de potassium fut employé pour la première

fois en Angleterre, en 1851 par Ch. Locock qui enregistra quatorze guérisons ou améliorations sur quinze cas.

En France, en 1864, Blache guérit, à l'hôpital des Enfants malades, une jeune fille de dix ans qui avait toutes les nuits des accès d'épilepsie. Le sel de brome fut employé à la dose de 1, 2, 3 grammes. M. Laborde étant alors l'interne de Blache, commençait, à cette époque, ses études expérimentales qui devaient en 1868 définitivement établir l'action physiologique, et les indications thérapeutiques de ce médicament.

Presque en même temps, Bazin et J. Besnier publièrent trois observations suivies de guérison (1).

L'opinion publique commença à s'émouvoir ; le bromure de potassium entra dans la pratique courante, mais les expérimentateurs firent généralement preuve de timidité et ils n'administrèrent le médicament qu'à des doses inertes ! Aussi ne réussirent-ils point. Témoin, Moreau (de Tours), qui employant le bromure de potassium dans son service à la Salpêtrière pendant trois mois, avait commencé par la dose de 50 centigrammes, pour finir par celle de 3 grammes. Or on n'obtient rien, chez l'adulte, avec des doses aussi minimes.

Aug. Voisin s'est chargé de démontrer toute la justesse de cette proposition dans l'intéressante relation qu'il a publiée en 1866, et il rend compte de la façon suivante, de l'action thérapeutique du bromure de potassium, que

(1) *Gazette des Hôpitaux*. 1865.

le premier, il eût l'heureux courage de prescrire à haute dose (de 4 à 12 grammes par jour) :

« En premier lieu, dit-il, le bromure de potassium me paraît complètement inutile dans l'épilepsie liée à des lésions cérébrales, congénitales ou accidentelles.

Cela ressort des observations où le médicament n'a rien produit chez un malade devenu épileptique, à la suite d'une contusion cérébrale, et chez un autre dont l'affection a accompagné une hémiplégie droite et une aphsaie consécutives à une fièvre typhoïde, etc.

L'utilité de ce médicament est au contraire indubitable dans les cas les plus ordinaires où l'épilepsie est idiopathique, et est une pure névrose, et de date récente.

Le bromure a paru avoir une influence efficace :

1° Dans l'épilepsie dont la cause prédisposante est une grande impressionnabilité, une exaltation de la sensibilité, et ce qu'on appelle un tempérament nerveux, conditions dans lesquelles le plus léger motif suffit quelquefois pour faire éclater l'épilepsie.

2° Dans l'épilepsie produite par des émotions vives, des impressions pénibles, la peur, l'onanisme et les excès vénériens chez des individus non prédisposés à la maladie ;

3° Dans l'épilepsie héréditaire de nature purement névrosique, soit qu'elle se lie chez les ascendants à l'épilepsie ou à d'autres névroses surtout convulsives, telles que l'hystérie, la chorée.

Il n'est pas nécessaire, en effet, que les ascendants aient

été épileptiques, il suffit qu'ils aient eu une névrose de l'ordre convulsif, ou même quelquefois une névrose non convulsive. Né avec une prédisposition héréditaire, l'individu devient, sous l'influence de certaines conditions, épileptique, aussi bien qu'il serait devenu choréique et même hystérique.

C'est dans ces trois catégories, où l'épilepsie résulte le plus souvent de l'excitation en excès de la force excito-motrice de la moelle, que le bromure de potassium peut être efficace. L'atténuation de cette force excito motrice me paraît être un des meilleurs résultats de cet agent thérapeutique.

D'où il résulte que l'une des principales indications thérapeutiques du bromure de potassium est l'excitation de la force excito-motrice de la moelle ; c'est-à-dire l'existence de secousses, de soubresauts et de mouvements brusques, diurnes ou nocturnes, partiels ou généraux ; le but du médecin, qui doit tendre, dans cette cruelle maladie, à affaiblir cette propriété médullaire, se trouve ainsi en rapport avec l'un des effets du bromure ; le médicament supprime ces secousses qui, chez quelques malades, rendent la vie insupportable par leur fréquence, interrompent le sommeil, l'agitent et causent au réveil de la fatigue et de la courbature. Cet agent thérapeutique donne ainsi un calme et une tranquillité sur lesquels l'épileptique insiste et attire fortement l'attention. Il jouit dès lors d'un sommeil réparateur auquel il n'était plus habitué et qui paraît avoir une si grande importance chez ces malades, d'ordinaires si excitables et si impressionnables (1).

A l'exemple de Voisin, en France aussi bien qu'à l'étranger, le bromure de potassium fut employé par MacDonnel, Williams, Legrand du Saulle, Falret, Fallani, Bartholon.

Bartholon conclut également de ses expériences, que le bromure de potassium exerce une action sédative sur l'axe cérébro-spinal à condition toutefois que celle-ci ne soit pas modifiée par la coexistence d'une affection locale car cette circonstance exerce une influence considérable sur les effets thérapeutiques produits. C'est ainsi que, d'une manière générale, on en attendrait vainement des effets sédatifs dans les affections des centres nerveux ou d'autres organes lorsqu'ils sont le siège d'une altération anatomique appréciable, tels que congestions ou tumeurs cérébrales, etc. — Il réussit surtout dans les troubles *fonctionnels* du système nerveux. C'est pourquoi, Bartholon a retiré de bons effets du bromure de potassium, comme calmant, dans l'épilepsie et la chorée (2).

En 1869, le docteur Bécoulet, médecin adjoint à l'asile d'Auxerre, expérimenta avec succès le bromure de potassium dans un cas d'épilepsie alcoolique chez un homme âgé de quarante-sept ans, adonné aux excès alcooliques et devenu épileptique pendant une rixe. Il y avait en

(1) Voisin. *Bulletin de thérapeutique* 1866. p. 161.
(2) Bartholon. *Cincinnati Lancet*, Nov. 1865

outre de petites attaques et des vertiges, de grandes attaques d'épilepsie, fréquentes, revenant pendant la nuit, et à la suite desquelles il se montrait agressif et dangereux. Après l'emploi de la médication bromurée, continuée pendant onze mois, les grandes attaques suivies de manie furieuse ont disparu (1).

On lit également dans une correspondance à la Société thérapeutique cette observation du Dr Paul Max Simon :

Jean T..., cultivateur, trente-sept ans. On ne peut signaler chez ce malade, aucune tare héréditaire ; mais de nombreux excès alcooliques paraissent avoir exercé une influence fâcheuse sur la marche de la maladie. A la suite de ces excès, les crises devenaient plus fréquentes. Elles étaient accompagnées d'accès d'agitation pendant lesquels T... se montrait dangereux pour les personnes qui l'entouraient. Il est interné à l'asile de Dôle en août 1865. Jusqu'au mois de décembre, il a deux crises par mois environ. En décembre 1865, le malade éprouve dix-neuf crises. Puis les crises ne se montrent plus que deux fois par mois jusqu'en mars 1866. Bientôt la maladie se dessine, T... accuse l'insensibilité des extrémités ; il ne se soutient que difficilement sur ses jambes. Les attaques continuent, la médication par le bromure de potassium est instituée et les crises cessent complètement, mais la paraplégie s'est définitivement établie. Quelque temps après, la médication par le bromure de potassium ayant été suspendue, on vit survenir de nouvelles attaques. Je dois ajouter qu'en même temps que les crises se montraient, la paraplégie traitée par les courants électriques tendait à dis-

(1) *Annales médico-physiologiques*, janv. 1869. Communicat. de Bécoulet.

paraître. Le bromure de potassium fut de nouveau administré à ce malade.

M. Laborde, de ses recherches expérimentales faites sur lui-même et sur les animaux, sur l'action physiologique et thérapeutique du bromure de potassium, conclut : « Le bromure de potassium agit primitivement et électivement sur la propriété excito-motrice de la moelle, en l'atténuant ou en l'abolissant. » (1).

A cette époque, Vulpian appelle l'attention de la société de thérapeutique sur quelques faits qu'il a eu l'occasion d'observer dans son service : faits qui montrent que le bromure de potassium employé à des doses assez élevées, peut produire des accidents sérieux.

C'est pourquoi, connaissant tous les ennuis qu'une longue cure de bromure de potassium peut faire naître, a-t-on essayé de le remplacer par le bromure de sodium et le bromure d'ammonium. Erlenmeyer, en 1884, préconisa la préparation tribomurée.

Dans ce même ordre d'idées, avant lui, Brown Séquard avait proposé les préparations de strychnine ou d'arsenic pour combattre ces accidents.

Plus tard, en 1894, Bardet, le premier, a tenté avec M. Féré de réunir le brome à un antiseptique intestinal. Ils sont arrivés ainsi à la bromélhylformine, qui, à la dose de 2-4 grammes, produirait en effet sédatif puissant, et à la

(1) Laborde. *Gazette médicale de Paris*, 1860, p. 314.

dose de 9-12 grammes serait un antiépileptique appréciable, ne présentant pas les inconvénients du bromisme.

Rohrman, de Göttingen, a employé ce remède dans cinq cas d'épilepsie. Il en a été très satisfait et a obtenu une notable amélioration dans trois de ces cas. Le cœur et les reins ne sont nullement influencés par ce médicament.

Mais quelques années auparavant, M. Laborde avait apporté la vraie solution au problème thérapeutique de l'épilepsie fonctionnelle, en decouvrant le bromure de strontium, qui est appelé à remplacer tous les autres bromures dans le traitement de l'épilepsie.

Le bromure de strontium, chimiquement pur, est d'une cristallisation en aiguilles et soluble dans l'eau, presque en toutes proportions : ce qui le rend précieux pour les essais expérimentaux comme pour les applications médicales.

Pour l'étude de son action physiologique, nous ne pouvons mieux faire que de résumer les travaux et expériences de M. Laborde (1).

Le bromure de strontium, injecté à la dose de 0,25 à 30 centigrammes, à de jeunes cobayes de 300 à 400 grammes, soit sous la peau, soit dans les muscles, amène l'anesthésie complète et rapide du membre injecté, avec infiltration et œdème consécutifs. Au bout de dix minutes à un quart d'heure, on constate une atténuation marquée et généralisée des reflexes, de la tendance à la sommolence,

(1) Laborde et Malbec. Les sels de strontium. *Tribune médicale*, Paris. 1890. p. 700.

de l'hébétude et de la stupeur. Au bout de trois ou quatre heures, l'animal revient à son état normal; mais le membre injecté reste paralysé de la sensibilité et de la motricité.

Chez la grenouille, injecté à la dose de 1 à 5 centigrammes dans la patte postérieure, le bromure de strontium amène, comme chez les cobayes, la parésie rapide du membre, puis à la suite de la généralisation de l'absoption, une phase momentanée d'excitation, suivie d'une période persistante de collapsus et de stupeur avec atténuation progressive, et enfin suivant la dose injectée, l'abolition plus ou moins complète des reflexes.

Ces mêmes effets, avec leur même tableau symptomatique s'observent, mais plus rapidement encore et plus complètement, à la suite de l'injection dans le grand sac lymphatique dorsal : fait caractéristique, alors que les excitations phériphériques ne provoquent plus de mouvements réactionnels, ou les provoquent à peine, l'animal réalise encore par instants, des mouvements spontanés normaux, ce qui démontre que la fonction cérébrale volontaire ou de spontanéité, est relativement conservée, tandis que le pouvoir reflexe central ou excito-moteur est diminué ou aboli, les, propriétés de conduction motrice et sensitive des nerfs conservés.

L'administration par les voies digestives du bromure de strontium à un chien a déterminé également cette somnolence et cette diminution de réaction aux excitations périphériques.

Ces phénomènes sont du reste analogues à ceux que provoque le bromure de potassium, employé dans les mêmes conditions, mais avec cette différence que le bromure de strontium présente une activité et une toxicité moindre que le bromure de potassium (1).

De ses études et de ses recherches sur le strontium et ses composés, M. Laborde en a déduit les conclusions suivantes :

La strontiane et la plupart de ses composés salins, surtout les composés solubles, sont assimilables par l'économie animale, à l'égal des sels de chaux qu'ils peuvent remplacer dans la constitution des éléments organiques osseux, et devenir des agents de nutrition utilisables.

L'action physiologique de certains de ces composés, notamment des bromures et des iodures, s'exerce, à l'égal des composés similaires de potassium, sur les mêmes éléments organiques et fonctionnels, d'une façon élective qui permet d'en déduire rationnellement l'action et l'indication thérapeutique : c'est ainsi que pour le bromure de strontium, que nous avons ici particulièrement en vue, cette action porte essentiellement, électivement, sur les éléments excito-moteurs centraux (cellule excito-motrice) dont elle atténue ou annihile momentanément l'activité fonctionnelle ; de telle sore que le phénomène biologique fondamental procédant de cette activité, phénomène excito-

(1) 1/2 de bromure de strontium équivaut à 1 de bromure de potassium ; c'est-à-dire qu'il y a autant de brome dans 1 de bromure de potassium que dans 1/2 de bromure de strontium.

moteur ou reflexe se trouve réduit suivant la dose du produit chimique introduit dans l'organisme et absorbé par lui à un minimum qui peut aller jusqu'à l'extinction plus ou moins complète et prolongée ; d'où l'indication immédiate et rationnelle du composé chimique à titre de médicament, dans toute occurence et dans tous les cas pathologiques, caractérisés par l'augment du phénomène fonctionnel en question ; tels, et au premier rang, les cas dans lesquels le taux anormal de l'exagération réflexe est porté jusqu'à son *summum* c'est-à-dire jusqu'à la *convulsion*.

C'est pourquoi les maladies essentiellement et fondamentalement tributaires de l'action thérapeutique des bromures de potassium et de strontium, sont les maladies convulsives : et, en tête de celles-ci, l'une des plus graves, *l'épilepsie*, celle dont nous nous sommes proposés de nous occuper ici, spécialement, à ce point de vue.

Déjà le bromure de potassium, le premier en date de ces médicaments, avait fait depuis longtemps, la preuve dans traitement de l'épilepsie et M. Laborde a été l'un des premiers en France, qui, après en avoir déterminé par l'étude et l'analyse expérimentale, l'action physiologique élective, en a fait avec succès, l'application au traitement de l'épilepsie fonctionnelle (1).

Mais un fait capital, résultant de l'étude parallèle et comparative de l'action physiologique et thérapeutique des deux composés similaires de *potassium* et de *strontium*, tout en montrant la similitude fondamentale de ces actions

(1) *Bulletin de thérapeutique*, 1861.

solidaires, a permis de dégager, en faveur du *bromure de strontium*, un avantage d'une haute importance, et qui lui assure la prééminence dans les effets favorables de son action thérapeutique : une tolérance presque absolue par l'organisme, pouvant permettre l'emploi de doses du médicament suffisantes et nécessaires, pour arriver aux véritables effets suspensifs des accidents *convulsifs* et triompher ainsi de la maladie, tandis que, dans les mêmes conditions, le bromure de potassium, après une atténuation plus ou moins accentuée par des doses jusque-là supportées et tolérées, quoique toujours avec difficulté, et grâce au traitement simultané et préventif des accidents bromiques et potassiques. (Ch. Féré), ne permet plus, à partir d'un certain degré de dosage, l'augmentation, ni même le maintien de la dose efficace, provoque une intolérance insurmontable, et échoue par le fait dans le traitement définitif et curatif de la maladie.

Nous apportons une démonstration typique de cerésultat comparatif réalisé dans plusieurs cas d'*épilepsie* fonctionnelle dans lesquels la suspension complète des accès de haut mal les mieux caractérisés a été obtenue plus ou moins rapidement, définitivement, et se maintient depuis 5, 4 et 3 ans, de façon à avoir reçu du temps une consécration significative.

La strontiane, à cause de sa parenté chimique avec la baryte, avait été regardée pendant longtemps comme éminemment toxique et de cefait, avait été rejetée du cadre thérapeutique.

Cependant M. Laborde fut assez heureux pour convaincre quelques-uns de ses collègues de l'Académie, qui n'hésitèrent point ensuite à reconnaître à la strontiane et à ses composés solubles de réels avantages en même temps qu'une innocuité absolue.

A la séance du 28 juillet 1891, Constantin Paul annonce qu'à plusieurs reprises il a employé le lactace de strontiane à la dose quotidienne de 8 à 10 grammes sans provoquer aucune intolérance dans deux maladies : la pléthore abdominale et le mal de Bright (1).

Dans la séance du 27 octobre de la même année, le professeur Germain Sée donne lecture d'une communication sur l'action des sels de strontium dans les affections de l'estomac.

Il a employé le bromure de strontium chez trente-deux dyspeptiques qui ont tous été favorablement et rapidement modifiés.

« En sa qualité de bromure, ajoute-t-il, on devait songer sérieusement au remplacement du bromure de potassium du fameux polybromure (potassium, sodium, ammonium) par la bromure de strontium. J'ai, à cet égard, deux faits qui en démontrent la supériorité » (2).

L'avenir thérapeutique de bromure de strontium était

(1) Constantin Paul. *Bulletin de l'Académie de Médecine*, 28 juillet 1891, p. 135.

(2) S. Sée. Sur l'action du bromure de strontium. *Communication à l'Académie de Médecine*. Paris 1891, oct., p. 527.

donc assuré; c'est ce que démontrent clairement et incontestablement les observations si exactes que M. le Dr Ch. Féré, médecin des épileptiques à Bicêtre, communiquait à cette époque à la Société de Biologie, et à la suite desquelles il n'hésite pas à considérer le bromure de strontium comme un succédané, même dans le traitement de l'épilepsie, du bromure de potassium.

Voici *in extenso* les observations contenues dans la note de M. Féré sur le bromure de strontium dans l'épilepsie, lue à la séance de la Société de Biologie du 17 octobre 1891 (1).

B... est entré à Bicêtre, le 11 mai 1888, il avait alors 5 accès par mois :

23 mai 1888.	Bromure de potassium		4 grammes.
18 août	—	—	5 —
4 décembre	—	—	6 —
22 juin 1889	—	—	7 —
23 août	—	—	8 —
7 décembre	—	—	9 —

A partir de la fin de février 1890, il commence à avoir de l'acné qui ne cède point aux soins hygiéniques.

20 mai 1890. — Naphtol, 4 grammes, salicylate de bismuth, 2 grammes.

17 juillet. — L'acné a à peu près complètement disparu, malgré la continuation du bromure.

6 mars 1891. — L'acné reparaît; naphtol, 6 grammes par jour.

(1) C. R. *Société de Biologie*, 1891, p. 665.

25 avril. — L'acné persiste, 8 grammes de naphtol.

1er mai. — Même état, 10 grammes de naphtol.

1er juillet. — Même état, 12 grammes de naphtol.

8 juillet. — L'acné a à peu près disparu. On supprime le bromure de potassium toujours pris à la dose de 9 grammes et on le remplace par 14 grammes de bromure de strontium; on supprime l'antisepsie intestinale.

16 juillet. — Le malade se plaint de faiblesse des jambes, de douleurs de tête. Les traces d'acné disparaissent. Bromure de strontium 10 *grammes*.

19 juillet. — *Ni accès, ni vertige depuis le changement de médication*, bromure de strontium, 9 grammes (dose égale à l'ancienne dose de bromure de potassium).

21 juillet. — L'acné reparaît avec troubles gastriques. Naphtol, 4 grammes.

11 août. — L'acné tend à s'effacer.

30 septembre. — Quelques rares boutons d'acné sur le visage.

Ainsi donc, l'amélioration obtenue par le bromure de potassium se maintient avec le bromure de strontium.

Il en est de même dans le cas suivant :

J..., entré le 25 février 1890 et laissé en observation sans traitement jusqu'au 22 mai, puis bromuré à dose progressive.

22 mai.	Bromure	de potassium	5	grammes.
12 juin	—	—	6	—
22 juillet	—	—	7	—
11 octobre	—	—	8	—
5 décembre	—	—	9	—
23 décembre	—	—	10	—

A partir de cette dose, les accès sont devenus très rares, il n'en a eû que deux en 1891, le dernier, le 4 août. Le 20 août, on a substitué aux 10 grammes de bromure de potassium, 10 de bromure de strontium. Depuis lors, il ne s'est produit qu'un vertige; par conséquent, le bromure de strontium a suppléé le bromure de potassium.

Et M. Féré ajoute : « Ces expériences, ainsi que quelques autres auxquelles le temps pourra donner plus de valeur, semblent montrer que le bromure de strontium peut être un succédané du bromure de potassium. On sait en effet que lorsque l'on supprime le bromure de potassium, au bout de quinze jours ou trois semaines, durée d'élimination, les accès reparaissent et assez souvent sous forme de séries ou même d'état de mal. Agit-il aux mêmes doses que le bromure de potassium sans provoquer les mêmes accidents toxiques, comme semble indiquer la première observation ? »

A l'étranger, comme en France, le bromure de strontium est maintenant employé contre l'épilepsie. Le Dr A. Roche, de Dublin, d'après *The Lancet*, a appliqué ce remède à l'épilepsie dans douze cas. Il prescrit le bromure de strontium à la dose de 0 gr. 90, matin et soir, dans une infusion tonique quelconque. Si cette dose ne jugule pas les attaques, il l'augmente peu à peu, jusqu'à ce qu'il trouve la dose convenable.

Il en donne deux grammes à prendre en une fois, quand le malade sent venir une attaque, et le fait recommencer toutes les heures, si cela est nécessaire. Roche trouve qu'il est nécessaire de donner le remède à large dose, et qu'il faut le continuer pendant un certain temps.

H.-J. Berkley (1) a essayé le traitement par le bromure de strontium chez des épileptiques chroniques. Ceux-ci ont été traités pendant des périodes mensuelles consécutives par le bromure de sodium, le chlorure de sodium et le bromure de strontium. Ce dernier médicament a eu certainement pour effet de diminuer le nombre et l'intensité des accès. De plus, il avait moins de tendance à favoriser les troubles mentaux que le bromure de sodium.

M. A.-W. Dunning (*Archives de neurologie*, juillet 1897), insiste sur la nécessité d'un traitement précoce et affirme que le bromure de strontium, malgré tous les remèdes récemment préconisés, conserve sa suprématie.

Enfin, pour terminer avec l'histoire des bromures, nous ne pouvons passer sous silence celui qui, à l'heure actuelle, et à juste titre, a donné des résultats également satisfaisants, entre les mains de MM. Bourneville et le Professeur Raymond, dans son service des épileptiques à la Salpêtrière : le bromure de Camphre.

Son action est surtout efficace dans l'épilepsie vertigineuse sans accès.

b). — Supprimer les causes d'intoxication.

Régime lacté.

Nous voulons à peine insister sur la nécessité de la sup-

(1) H.-J. Berkley. *The John's Hopkins Hospital*, mai 1893, n° 31, p. 50.

pression des alcools, et en particulier de l'absinthe et des essences qui entrent dans la composition des spiritueux.

L'eau pure, dit Tissot, est la seule boisson qui convienne à ces malades; toutes les autres leur sont moins salutaires, plusieurs nuisibles. Le vin irrite les nerfs et porte le sang à la tête, et je suis persuadé, qu'excepté dans un très petit nombre de cas, la privation du vin est indispensablement nécessaire. Van Heers se plaignait déjà que plusieurs jeunes gens étaient restés incurables parce qu'ils ne voulaient pas s'en abstenir. Tralles parle « d'un homme qui était beaucoup mieux dès qu'il n'en prenait point, et dont le mal redoublait dès qu'il en buvait. »

Le régime institué, il y a plus d'un siècle, par Tissot, est encore à l'heure actuelle, et à peu de chose, le régime que tous les médecins ordonnent à leurs malades; car tous s'accordent à dire que les effets de la suppression des alcools ont une heureuse influence sur la marche de cette affection : et pour preuve de cette assertion, qu'il nous suffise de reproduire *in extenso* l'observation suivante, vraiment typique que nous empruntons au travail remarquablement documenté de M. Maurice de Fleury (1).

Observation.

Dr Maurice de Fleury. — *Effets de la suppression des alcools.*

Auguste T..., 28 ans, clerc d'avoué. C'est un fils d'alcoolique, et lui-même, sans être à proprement parler un dipsomane, a

(1) Maurice de Fleury. *Recherches cliniques sur l'épilepsie et sur son traitement*, in-8°, Paris, 1900, p. 125.

pris coutume, vers le commencement de l'année 1894, de consommer force apéritifs et de passer ses soirées au café jusqu'à une heure avancée de la nuit. C'est peu de temps après avoir contracté cette mauvaise habitude qu'il eut sa première attaque de haut mal. Elle fut très violente. Il en eut une seconde cinquante jours après, puis bientôt deux ou trois par mois. Un peu amélioré par un traitement de bromure et de douches, il eut une mauvaise fin de l'année 1896. Pendant les premiers mois de 1897, une attaque, souvent accompagnée de vomissements alimentaires tous les huit ou dix jours.

Je vois le malade le 20 mars 1897 : son estomac est rétracté, son foie gros, ses yeux brillent d'un éclat tout à fait exceptionnel, comme il arrive chez beaucoup de buveurs très excités.

J'insiste longuement auprès d'Auguste T... pour lui démontrer que la suppression de l'alcool doit être ici l'essentiel du traitement et je refuse catégoriquement de le soigner, s'il ne se soumet pas à cette condition. Il s'engage à passer quelques semaines à Paris dans l'étroite compagnie et sous la surveillance d'un de ses cousins plus âgé que lui, seule personne qui ait sur lui quelque influence. Le traitement consiste, pour ainsi dire, presque uniquement dans la suppression de l'alcool ; le malade prend un litre de lait coupé d'eau de Vichy, des œufs à la coque le matin, à midi des poissons légers, une viande grillée bien cuite, des légumes verts et secs en purées fines, des fruits cuits ; à quatre heures, un goûter assez copieux, et, le soir, un repas léger, presque exclusivement végétarien. Pour aider le malade à supporter la suppression brusque de l'alcool, je lui donne tous les matins 10 centigrammes de valérianate de caféine, et, tous les deux jours, une injection de 8 à 10 centimètres cubes de sérum artificiel. Auguste T... ne prend pas de bromure.

Le résultat de cette thérapeutique a surpassé mon attente. Je me doutais bien qu'il s'agissait là d'un cas d'épilepsie surtout toxique, mais je me tenais prêt à redonner le bromure sitôt que reviendrait le premier accident. Cet accident se fit attendre beaucoup plus que je ne croyais. En quinze jours, l'état mental s'était modifié de la façon la plus heureuse. Auguste T... devenant infiniment moins irritable, reprenait sa gaieté, sa lucidité, son entrain à vivre. Il s'occupa même, à ce moment-là, d'un petit travail qu'il négligeait depuis longtemps et qu'il put rédiger très convenablement. Il en fut ainsi jusqu'au milieu de mai. Dans la nuit du 17 au 18, après un dîner en ville mal digéré, Auguste T... a une crise, d'ailleurs assez légère. J'ajoute au traitement 3 grammes de bromure et il n'a plus de crise jusqu'au 17 septembre. A cette époque, Auguste T..., qui vient de passer quelques jours à la campagne où il a suivi son régime d'un peu moins près, sans grands excès pourtant, rentre à Paris, et le matin de son retour, aprés une nuit de voyage, il a une attaque d'intensité moyenne. Nouvelle crise vers le commencement de novembre, accompagnée d'humeur querelleuse et d'idées sombres. Deux jours après, le malade que je n'avais pas vu depuis longtemps (j'ai cessé de le suivre depuis la fin de juin) revient à ma consultation pour m'avouer qu'il a commis des imprudences de régime et m'affirmer qu'après une expérience si nette, il est résolu à ne plus boire que de l'eau en été et du thé léger en hiver.

Je n'ai pas revu, depuis, Auguste T..., mais j'ai appris, en mai 1899, que malgré mon conseil, il s'était marié, que sa femme réussissait à l'empêcher de boire, et qu'il avait en tout une ou deux crises légères par an.

La suppression des alcools, n'est pas la seule indication à suivre dans le traitement de l'épilepsie fonctionnelle.

A cette nécessité fondamentale, s'en ajoute une autre non moins importante, le régime lacté qui doit entrer pour la plus grande part dans l'alimentation de ces malades.

Nos comitiaux ont tous suivi ce régime et en ont retiré un immense avantage; car il ne faut pas oublier que ces malheureux, de par leur prédisposition héréditaire sont plus destinés que d'autres à fabriquer des toxines, dont on connait l'influence néfaste sur les centres vaso-moteurs, grâce aux expériences de Bekhteroff, et en si grande quantité qu'ils ne peuvent les éliminer. Il se fait donc chez eux très facilement une altération des échanges; c'est en leur donnant le lait aussi intégralement que possible que l'on agira plus sûrement sur les produits toxiques élaborés par l'organisme en diminuant la consommation des produits azotés.

Tissot, au siècle dernier, parle de ce régime en des termes qui gardent encore aujourd'hui toute leur force et toute leur saveur.

« La nécessité d'éviter tous les aliments qui ont quelque âcreté, et de se borner à ceux qui sont les plus doux et les moins propres à irriter, indique le lait comme une nourriture très convenable aux épileptiques, et il est fâcheux qu'il n'ait pas été essayé plus souvent; on les tourmente cruellement en leur faisant avaler des tas de remèdes insipides et inutiles; on aigrit leur mal en leur donnant des remèdes chauds, des élixirs, des vins médicamenteux, des pilules fétides et en leur défendant tout ce qui pourrait les calmer, au lieu qu'on les guérirait par la privation de tous ces remèdes et l'usage des adoucissants et surtout du lait (1)... »

(1) Tissot, *loc. cit.*, p. 373.

Cinquante ans avant lui, Cheyne (1) écrivait du régime des comitiaux: « L'on ne guérit point, sans une grande sobriété et beaucoup d'attention à éviter tous les aliments qui ont la moindre âcreté, et à ne vivre que de ce qu'il y a de plus doux; le régime, avec un petit nombre de remèdes doux, a souvent mieux réussi que tous les remèdes des pharmaciens ensemble, et l'exemple d'un célèbre médecin de Croyden, mort recemment, est bien remarquable. Il était depuis longtemps sujet à l'épilepsie, et il était souvent tombé de cheval par un accès, en allant voir ses malades; il avait épuisé tous les conseils des médecins et tous les secours de la médecine (ainsi qu'il me l'a dit lui-même) sans en retirer aucun soulagement; mais il remarqua peu à peu que plus ses aliments étaient légers, et plus ses accès étaient faibles; ensuite, il renonça à toute autre boisson qu'à l'eau pure, et les accès devinrent toujours moins violents et plus rares; enfin trouvant par degrés que la maladie diminuait à mesure qu'il lui fournissait moins d'aliments, il ne vécut plus que de végétaux et d'eau, ce qui supprima entièrement les accès; mais ce régime étant un peu flatuleux pour lui, après plusieurs essais, il le fixa à deux quarts de lait de vache par jour, une pinte à déjeuner, une pinte à souper et un quart à dîner, sans poisson, sans viande, sans pain, en un mot sans quoi que ce soit d'autre que de l'eau fraîche. Pendant les quatorze ans qu'il vécut, depuis ce régime, il n'éprouva aucune altération dans sa santé, sa force ou sa vigueur.

(1) CHEYNE. *An essay on the Gout*, etc. Londres, 1724, p. 103.

Si l'on réfléchit que toutes les maladies de nerfs sont des branches du même arbre, on comprendra, par cette observation, quels effets étonnants on peut espérer, dans les maux de cette espèce, d'un régime et d'une diète ordonnés avec sagesse et exécutés avec courage... »

Et Tissot ajoute : « J'ai employé très souvent le lait dans les maladies nerveuses, et dans l'épilepsie même, avec le plus grand succès. J'ai vu un homme pauvre et épileptique, à qui je ne donnai d'autre conseil que celui de ne manger ni lard, ni fromage, et de ne boire ni vin, ni eau-de-vie, mais de manger le soir et le matin une soupe au lait ou au petit lait, et dont les accès, qui revenaient auparavant sept ou huit fois par mois, ne sont revenus que deux fois dans sept mois... »

Mode d'administration du bromure de strontium.

Le bromure de strontium chimiquement pur, et alors d'une belle cristallisation, peut être préparé soit en sirop, soit en solution simple ; l'un et l'autre étant dosés de façon à représenter *deux* grammes de principe actif par cuillerée à soupe.

Il y a dans l'industrie pharmaceutique un sirop et une solution portant le nom du chimiste français Paraf-Javal, auteur du procédé de purification, qui a permis l'introduction du strontium dans la thérapeutique, à la suite de l'expérimentation préalable et de ses indications rationnelles.

Quelles que soient la préparation et la formule adoptées il est de première et indispensable nécessité, nous ne saurions assez le répéter, de n'employer qu'un produit en nature, dont la *pureté chimique* soit absolument garantie.

La dose de deux à quatre grammes est la dose inférieure moyenne, par laquelle il convient de commencer ; en procédant ensuite, par augmentation progressive et suffisamment rapide, jusqu'à la dose massive de 8, 10, 12 grammes par jour (il est rare que l'on ait besoin, dans les cas types que nous relatons, d'atteindre ce dernier chiffre) ; quoiqu'il en soit, il convient de l'administrer par doses partielles de 2 à 4 grammes au plus à la fois, en les faisant suivre de prises *de lait* en nature, lequel doit constituer, surtout au moment où l'on arrive à la dose la plus élevée, l'aliment à peu près exclusif (1).

(1) Nous ferons remarquer, en passant — ne pouvant y insister ici — que, grâce à l'emploi simultané du régime lacté presqu'exclusif, le traitement par le bromure de strontium, tel qu'il est institué et systématisé dans ce travail, dispense de la complication que MM. Ch. Richet et Toulouze ont récemment introduite dans la thérapeutique de l'épilepsie, et qui exige la *déminéralisation* alimentaire préalable, c'est-à-dire la suspension et la privation absolues du chlorure de sodium.

CHAPITRE V.

Observations inédites.

Nous devons à M. Laborde le résumé succinct, mais suffisamment démonstratif des faits suivants, observés par lui, et précisément dans la région alcoolisée, que nous avons eue surtout en vue.

Ces faits se rapportent surtout à l'épilepsie fonctionnelle et héréditaire chez des enfants issus d'alcooliques chroniques.

Dans tous ces faits, comme on va le voir, le traitement systématisé par le *bromure de strontium*, avec l'adjonction d'un régime approprié, notament et surtout le régime lacté plus ou moins exclusif, a amené rapidement la cessation des accès épileptiques, et ensuite la guérison de la maladie, dont témoigne l'épreuve du temps depuis l'institution du traitement.

Observation I.

Épilepsie fonctionnelle chez une jeune fille, issue d'alcoolique chronique. — Accès subintrants, 10 à 12 en 24 heures.

Traitement médical par le bromure de strontium à haute dose. — Atténuation rapide du nombre des attaques. — Guérison depuis cinq ans.

Mademoiselle V.... âgée de 16 ans, native d'un de nos départements normands les plus alcoolisés (Manche) où elle continue à résider, était présentée au mois de juillet 1894, à M. le Dr Laborde, dans l'état suivant :

Attaques d'épilepsie confirmée, complètes (cycle syndromatique), ayant débuté il y a environ deux ans, par des vertiges prodromiques qui aboutirent rapidement à l'attaque de haut mal : d'abord de 1 à 2 par jour, puis augmentant progressivement d'intensité et de nombre, au point d'avoir atteint, au moment de l'intervention actuelle, dix et douze attaques subintrantes en 24 heures.

Il en résulte une situation, un état consécutif des plus caractérisés :

État de stupeur et de démence, salivation incessante à travers la bouche demi-béante, montrant la langue tuméfiée, avec plaies de morsures répétées et sanieuses ; dénutrition et amaigrissement considérables par inanition forcée ; impotence musculaire relative, empêchant presque complètement la station debout.

Les antécédents de la malade étaient d'autant plus faciles à établir que, parmi les personnes de sa famille qui l'accompagnaient se trouvait son père, dont l'habitus extérieur révélait d'emblée l'état maladif très accusé : demi-stupeur, embarras de la parole (bredouillement), tremblement généralisé, accusé surtout aux membres supérieurs et aux mains, quand on les faisait s'étendre; station debout et marche difficiles et titubantes; amaigrissement extrême, etc... : c'était, en un mot un type d'alcoolique chronique qui ne faisait pas, d'ailleurs, difficulté d'accuser son habitude invétérée dont il expiait aujourd'hui, les conséquences au maximum, pour ainsi dire; car, outre les symptômes extérieurs qui viennent d'être signalés, il est aux prises avec des accidents gastriques : régurgitations muqueuses pituiteuses abondantes ; vomissements alimentaires qui ne lui permettent plus de s'alimenter, et ont occasionné un état de dénutrition extrême et des plus graves.

Pour le dire, en passant, l'intervention, à partir de ce moment, d'un traitement appropriés : lavages de l'estomac à l'aide du tube de Faucher, diète lactée exclusive ; cessation de toute boisson alcoolique... ont amené, chez cet homme, une amélioration compatible avec une survie qui a pu durer encore cinq années, et tranchée récemment par une affection intercurrente : pneumonie.

Quoiqu'il en soit, et pour en revenir à notre première malade, ses antécédents héréditaires se trouvaient, de la sorte, clairement établis; et il s'agissait bien chez elle de l'*épilepsie fonctionnelle hérédo-alcoolique* parvenue à un degré d'extrême et grave intensité.

Il importe de noter que le *bromure de potassium*, essayé et administré à plusieurs reprises chez cette malade, n'avait point été toléré et n'avait amené aucune amélioration appréciable dans le développement et la marche de la maladie.

Le traitement, immédiatement institué fut le suivant :

Bromure de strontium en sirop, à la dose initiale de 4 gr. par jour, en deux prises séparées.

Augmenter tous les jours de *un* gramme, en fractionnant les prises par deux grammes à la fois ;

Et continuer ainsi, à moins d'intolérance absolue, jusqu'à la dose maxima de dix à douze grammes, suivant le résultat obtenu, c'est-à-dire suivant la modification des attaques et de leur nombre.

Diminuer alors progressivement la dose en sens inverse.

Donner, en même temps, comme boisson et aliment exclusifs, du *lait* en nature, absorbé à petites doses entre les prises médicamenteuses et additionné par tiers environ d'eau de Vals (Saint-Jean).

Résultat du traitement. — Dès le quatrième jour de ce traitement, les attaques épileptiques avaient diminué de plus de moitié ; et elles perdaient en même temps de leur intensité, en avortant et se réduisant, en partie, à l'état vertigineux et d'obnubilation ;

Le 8e jour, il n'y eut ni attaque de haut mal, ni même de vertige ; et le 15e jour, on ramenait la jeune fille dans un tel état d'amélioration et surtout d'aspect extérieur et d'expression de la physionomie, qu'elle était à peine reconnaissable et reconnue des personnes qui l'avaient vue lors de sa première visite.

La dose de bromure avait été successivement réduite de 1 gr. par jour, de 10 grammes à 6, puis à 4, dose actuelle que l'on conseille de continuer, avec le régime lacté combiné avec un commencement d'alimentation par des potages et des œufs.

Depuis cette époque, cette amélioration s'est accentuée au point que la jeune fille a presque doublé de poids ; qu'elle constitue, actuellement, après bientôt cinq années, une belle fille de son âge, et que la guérison ne s'est pas un instant démentie.

Elle ne conserve, comme d'habitude chez ces sujets, qu'un

état de nervosité constitutionnelle, qu'elle surveille d'ailleurs, et atténue par l'usage intermittent du bromure de strontium.

Ce fait suffisamment expressif pour se passer de commentaire, nous dispense d'entrer dans de longs détails pour la relation des observations similaires qui suivent, et qui présentent, avec de simples variétés de forme et d'intensité, la même cause originelle, et la même physionomie symptomatique.

Nous nous contenterons, en conséquence, de les résumer succinctement.

Observation II.

La fille L... (de Valognes, Manche), âgée de 16 ans, a toujours été, selon l'expression de sa mère, très-*nerveuse*.

Vers l'âge de six mois, à la suite d'une crise coléreuse, elle a eu une attaque convulsive, qui ne semble pas s'être répétée, tout d'abord, mais qui a été suivie, un peu plus tard, de petites attaques nocturnes pendant lesquelles l'enfant, réveillée en sursaut, après avoir poussé un cri, semblait perdre connaissance.

C'est principalement à partir de l'âge de 10 à 12 ans que les attaques se sont accentuées, en se multipliant, et revêtant le caractère net du *syndrôme épileptique*.

Au mois d'août 1898, époque à laquelle elle nous fut présentée, elle a de deux à trois attaques complètes par jour, avec alternatives vertigineuses, obtusion intellectuelle, aspect semi-stupide ; alimentation difficile, amaigrissement.

Le père qui est mort était, d'après les renseignements fournis par la mère un *alcoolique avéré* ; et cette dernière nous donne l'impression, par son habitus extérieur, qu'elle n'est pas absolument étrangère aux habitudes alcooliques, familières à beaucoup de femmes de cette région normande.

Le *traitement* prescrit à la fille, chez laquelle l'existence d'une *épilepsie fonctionnelle caractérisée, d'origine alcoolique transmise* n'est pas douteuse, est le suivant :

Bromure de strontium (sirop) à la dose initiale de 2 grammes par jour, en deux fois ; avec augmentation progressive de *un* gramme par jour, jusqu'à la dose maxima de 10 à 12 grammes, s'il n'y a pas auparavant suspension des attaques.

Régime *lacté* exclusif dans l'intervalle des prises du Bromure.

Dès le cinquième jour de ce traitement, les attaques étaient réduites à une seule, avortée et incomplète ; et le huitième, elles étaient totalement suspendues, la dose de bromure n'ayant encore atteint que 8 grammes : elle fut continuée à ce taux durant 4 jours.

Elle put alors commencer à être diminuée progressivement, en sens inverse, jusqu'à la dose journalière de 4 grammes, maintenue sans discontinuité pendant plusieurs mois, et abaissée ensuite à 2 grammes.

La fillette est restée complètement guérie, depuis quatre ans ; avec amélioration considérable de sa santé physique, et le retour à un état intellectuel passable, et à une aptitude au travail, qu'elle ne possédait pas antérieurement.

Observation III et IV.

Un 3e et un 4e cas, l'un concernant un enfant du même pays, âgé de 12 ans, l'autre une jeune fille de 14 ans, venue d'Algérie à Paris, pour s'y faire soigner, atteints de la même affection, dans des conditions pathogéniques et symptomatiques à peu près identiques, et soumis au même traitement systématisé, ont offert, rapidement, les mêmes résultats favorables, avec cessation définitive des attaques de haut mal, se maintenant, depuis trois ans.

Une particularité qui n'est pas sans intérêt, à notre point de vue, s'est présentée au cours de l'observation de la jeune fille (d'Algérie) : placée pendant quelque temps à l'asile Ste-Anne, elle fut soumise malgré notre recommandation expresse, à une dose relativement inférieure de *bromure de strontium*, sous le prétexte qu'elle n'avait pu tolérer antérieurement, le bromure de *potassium*.

La maladie, modifiée sensiblement, ne cédait pas.

La fillette reprise alors et placée chez un de ses oncles, fut immédiatement mise à l'usage des doses progressivement et rapidement croissantes de bromure de *strontium* avec une parfaite tolérance ; et bientôt, de même que pour les précédents malades, les attaques hystéro-épileptiques furent et sont restées complètement enrayées.

Nous aurions pu ajouter ici un certain nombre d'autres faits dûs à l'obligeance de M. Laborde, qui les a suivis et qui les possède, relatifs, non plus à l'hérédo-épilepsie, mais à l'épilepsie *primitive* chez des buveurs de profession, notamment chez des buveurs d'absinthe, dont il a été possible d'enrayer l'habitude, encore peu invétérée, et chez lesquels l'intervention systématisée, comme ci-dessus, de *bromure de strontium*, a amené plus ou moins rapidement la cessation des attaques, et la guérison définitive de la maladie.

Mais ceux qui précèdent suffisent à notre but ; ils se passent, encore un fois, de commentaire, et emportent avec eux leur signification et leurs enseignements, en ce qui concerne un traitement médical qui, bien dirigé, avec la confiance que commandent ses résultats positifs, dans les conditions d'indications exposées plus haut de notre mieux, mérite plus d'attention qu'il ne lui en a été accordé jusqu'à présent par routine, ou par indifférence.

C'est — nous ne saurions trop le répéter — à la tolérance relative du médicament par l'organisme, qu'il convient d'attribuer sa supériorité indiscutable, et son efficacité, dans cette application thérapeutique.

CHAPITRE VI

Conclusions.

De ce qui précède nous pouvons conclure :

1° L'alcoolisme chronique peut déterminer chez les descendants tous les symptômes de la névrose épileptique.

2° Cette épilepsie revêt chez les enfants issus de parents alcooliques tous les caractères de l'épilepsie vraie.

3° Lorsqu'un médecin sera en présence de convulsions chez un enfant dont les parents seront frappés d'intoxication alcoolique, et chez les ascendants desquels aucune tare névropathique ne sera signalée, il sera en droit de penser à l'épilepsie fonctionnelle, primitive et héréditaire.

4° Cette épilepsie, qu'elle soit caractérisée par de simples convulsions, le vertige ou petit mal, ou par de grands accès, sera susceptible du traitement bromuré auquel on devra adjoindre le régime lacté exclusif ou le régime lacto-végétarien.

5° Le *bromure de strontium* chimiquement pur que nous avons expérimenté pourra seul être employé à l'exclusion des autres bromures, en raison des avantages qu'il présente : d'être parfaitement toléré par l'organisme sans provoquer d'accidents de bromisme.

6° La condition première et essentielle est de pouvoir administrer le bromure de strontium à l'état de pureté la plus parfaite, dont le type est le bromure de strontium français dit de « Paraf-Javal », à la dose efficace, c'est-à-dire suffisante, pour juguler les accès épileptiques et pour avoir raison de la maladie.

7° L'indication du médicament étant bien posée, il ne faut pas craindre d'en augmenter rapidement la dose jusqu'à l'obtention du résultat visé : la diminution et la suspension des attaques épileptiques ; sauf à diminuer ensuite progressivement cette dose maxima efficace jusqu'à la dose primitive et moyenne de deux à quatre grammes par jour, laquelle devra être maintenue plus ou moins longtemps, afin d'assurer le résultat et de prévenir un retour offensif toujours imminent chez les malades prédisposés.

INDEX BIBLIOGRAPHIQUE

ANSELMIER. — *De l'empoisonnement par l'absinthe*. Paris, 1862.

BARDET. — *Société de thérapeutique*. 9 décembre 1891.

BENOIT. — De l'abus des alcooliques. Forme épileptique. *Gazette médicale de Strasbourg*. Mai 1865.

BOERHAAVE. — *Prælectiones academicæ de morbis nervorum Ludguni*. 1761, t. II.

CARPENTER. — *Maladies du système nerveux. Conséquences éloignées de l'abus des alcooliques*. 1853.

COLOLIAN. — La toxicité du sang dans l'épilepsie. *Archives de neurologie*. T. 7, p. 177, 1899.

CONTESSE. — *Etudes sur l'alcoolisme et sur l'étiologie de la paralysie générale*. Th. Paris, 1862.

DELASIAUVE. — *Traité de l'épilepsie*. 1854.

LEGRAND DU SAULLE. — *Pronostic et traitement de l'épilepsie*. Paris, 1873.

DEMÉAUX. — *Communication à l'Académie des Sciences*. Paris, 1er octobre 1860.

FÉRÉ (Ch.). — *Les épilepsies et les épileptiques*.

GRASSET et RAUZIER. — *Traité pratique des maladies du système nerveux*. Paris, 1894, t. II, p. 881.

GREFFIER. — *Etude sur l'épilepsie partielle.* 1882.

GUILLEMIN. — *Etude sur l'épilepsie.* 1877.

HERPIN. — *Du pronostic et du traitement de l'épilepsie.* 1852.

— *Des accès incomplets d'épilepsie.*

LABORDE. — *Archives de physiologie normale et pathologique.* Mai-juin 1868, p. 120-142.

— *Gazette médicale et Comptes rendus de la Société de Biologie.* Brochure in-8°, 1869.

— *Bulletin de thérapeutique médicale et chirurgicale.* 1874, t. 87, p. 247-328-354.

LABORDE. — De l'absinthisme. *Rapport à l'Académie de médecine.* 1er octobre 1889.

Rapport à l'Académie de médecine. 4 juillet 1891.

LABORDE et MALBEC. — Les sels de strontium. *Tribune médicale.* 1892, p. 790-641-673.

MAGNAN. — *De l'absinthisme.* 1888.

MALBEC. — *Les sels de strontium. Etude physiologique et thérapeutique.* Th. Paris. 1892.

MAGNUS HUSS. — *Chronische alkoholskrankheit oder alcoholismus chronicus* (traduction par Gerhard van dem Busch). Stockholm et Leipzig. 1852.

MEYNIER. — *Recherches sur l'action toxique de quelques essences.* Th. Paris, 1859.

J. MOREAU (de Tours). — De l'étiologie de l'épilepsie. 1854. *Mémoires de l'Académie de médecine.* 1852.

MOREAU. — *De la liqueur d'absinthe et de ses effets.* Paris, 1863, in-8°.

MOREL. — *Traité des dégénérescences physiques, intellectuelles et morales de l'espèce humaine.* Paris, 1857.

Paul C... — *Académie de médecine.* 28 juillet 1891.

— *Société de thérapeutique.* 11 novembre 1891.

RAYMOND. — *Maladies du système nerveux.* Paris, 1896, t. I, p. 521.

— *Société de Biologie*. 26 décembre 1874.

SIMON. — *De l'épilepsie. Médications diverses*. Th. Paris, 1880.

TARDIEU. — *Hérédité de l'épilepsie*. Th. Paris, 1868.

THOMEUF. — *Essai clinique sur l'alcoolisme*. — Th. Paris, 1859.

TROUSSEAU. — *Cliniques médicales de l'Hôtel-Dieu*. De l'épilepsie. T. II, p. 49.

RŒSCH. — De l'abus des boissons spiritueuses. *Annales d'hygiène*. 1839.

TISSOT. — *Traité de l'épilepsie*. 1770, in-12.

VOISIN (A.). — *Dictionnaire de médecine et chirurgie pratiques*. 1870. Art. épilepsie.

— *Bulletin de thérapeutique*. — 1866, p. 164.

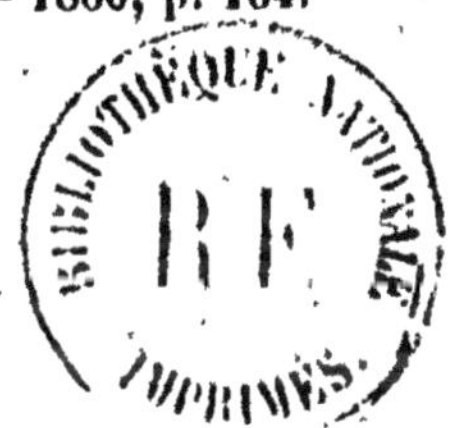

Imprimerie de l'Institut de Bibliographie. — Le Mans. - VI-00.
(Ancienne Maison Monnoyer.)

www.ingramcontent.com/pod-product-compliance
Ingram Content Group UK Ltd.
Pitfield, Milton Keynes, MK11 3LW, UK
UKHW022053170726
13837UKWH00002B/915